Félix ALCAN, éditeur, 108, boulevard Saint-Germain, Paris.

COLLECTION MÉDICALE

ÉLÉGANTS VOLUMES IN-12 CARTONNÉS A L'ANGLAISE, A **3** ET A **4** FR.

23 volumes publiés.

Le Phtisique et son traitement hygiénique, par le Dr E.-P. Léon-Petit, médecin de l'hôpital d'Ormesson, avec 20 gravures. . . . . 4 fr.

Hygiène de l'alimentation dans l'état de santé et de maladie, par le Dr J. Laumonier, avec gravures, 2e édition. 4 fr.

L'alimentation des nouveau-nés, *Hygiène de l'allaitement artificiel*, par le Dr S. Icard, avec 60 gravures. . . . . 4 fr.

La mort réelle et la mort apparente, nouveaux procédés du diagnostic et traitement de la mort apparente, par Le Même, avec gravures. 4 fr.

L'hygiène sexuelle et ses conséquences morales, par le Dr S. Ribbing, professeur à l'Université de Lund (Suède). Prix. . . . . 4 fr.

Hygiène de l'exercice chez les enfants et les jeunes gens, par le Dr F. Lagrange, lauréat de l'Institut, 4e édition. 4 fr.

De l'exercice chez les adultes, par le Dr F. Lagrange, 3e édition. . . . . 4 fr.

La fatigue et l'entraînement physique, par le Dr Ph. Tissié, avec gravures. . . . . 4 fr.

Hygiène des gens nerveux, par le Dr Levillain, 3e édition, avec gravures. . . . . 4 fr.

L'idiotie, *Psychologie et éducation de l'idiot*, par le Dr J. Voisin, médecin de la Salpêtrière, avec gravures. . . . . 4 fr.

La famille névropathique. *Hérédité, prédisposition morbide, dégénérescence*, par le Dr Ch. Féré, médecin de Bicêtre, avec gravures. 2e édition. . . . . 4 fr.

L'éducation physique de la jeunesse, par A. Mosso, professeur à l'Université de Turin. Préface de M. le Commandant Legros. . . . . 4 fr.

Manuel de percussion et d'auscultation, par le Dr P. Simon, professeur à la Faculté de médecine de Nancy, avec gravures. . . . . 4 fr.

Éléments d'anatomie et de physiologie génitales et obstétricales, par le Dr A. Pozzi, professeur à l'École de médecine de Reims, avec 219 gravures. . . . . 4 fr.

Manuel théorique et pratique d'accouchements, par Le Même, avec 138 gravures. . . . . 4 fr.

Le traitement des aliénés dans les familles, par le Dr Féré, médecin de Bicêtre, 2e édition. . . . . 3 fr.

Manuel d'hydrothérapie (*Guide pratique des baigneurs*), par le Dr Macario. . . . . 3 fr.

Petit manuel d'antisepsie et d'asepsie chirurgicales, par les Drs Félix Terrier, professeur à la Faculté de médecine de Paris, membre de l'Académie de médecine, et M. Péraire, ancien interne des hôpitaux, assistant de consultation chirurgicale à l'hôpital Bichat, avec gravures. . . . . . 3 fr.

Petit manuel d'anesthésie chirurgicale, par Les Mêmes, avec 37 gravures. . . . . 3 fr.

L'opération du trépan, par Les Mêmes, avec 222 gravures. Prix. . . . . 4 fr.

Chirurgie de la Face, par les Drs F. Terrier, Guillemain, chirurgien des hôpitaux, et Malherbe, avec 214 gravures. 4 fr.

Chirurgie du Cou, par Les Mêmes, avec 101 gravures. 4 fr.

Chirurgie du Cœur et du péricarde, par les Drs F. Terrier et E. Reymond, avec 79 gravures. . . . . 3 fr.

Chirurgie de la plèvre et du poumon, par Les Mêmes, avec gravures (*sous presse*).

Envoi franco contre mandat ou timbres-poste.

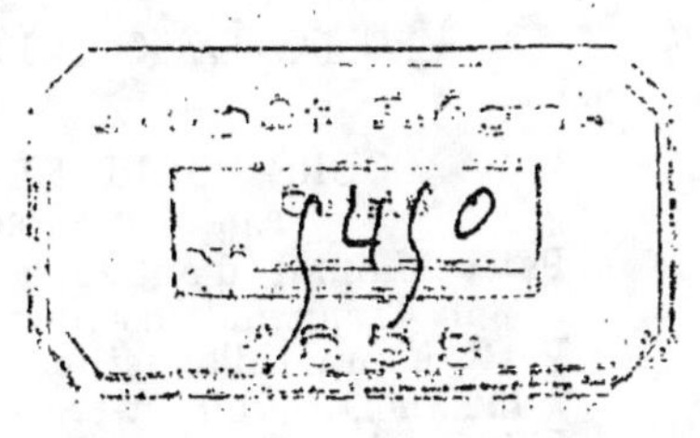

CHIRURGIE DU CŒUR
ET DU PÉRICARDE

CHIRURGIE

DU CŒUR

ET DU PÉRICARDE

PAR

Félix TERRIER

Professeur à la Faculté de médecine de Paris
Chirurgien de l'Hôpital Bichat
Membre de l'Académie de Médecine

ET

E. REYMOND

Ancien interne des Hôpitaux de Paris

AVEC 79 FIGURES DANS LE TEXTE

PARIS

ANCIENNE LIBRAIRIE GERMER BAILLIÈRE ET Cⁱᵉ

FÉLIX ALCAN, ÉDITEUR

108, BOULEVARD SAINT-GERMAIN, 108

—

1898

PRÉFACE

La chirurgie du péricarde, et surtout celle du cœur, est assez peu connue des praticiens ; aussi avions-nous réuni les documents nécessaires pour que l'un de nous pût exposer en quelques leçons à la Faculté cette partie de la chirurgie des viscères.

Ces leçons n'ayant pas encore été faites, de nouveaux travaux ayant été, ou devant être publiés sur ce sujet, nous donnons aujourd'hui un résumé de ce qu'est actuellement la chirurgie du cœur et du péricarde.

Parmi les nombreux emprunts qu'il nous a fallu faire à la littérature étrangère, nous avons à signaler, tout spécialement, les travaux d'un chirurgien russe, Voïnitch-Sianojentzky, qui a bien voulu nous prêter nombre de ses figures, et auquel nous adressons ici tous nos remerciements.

F. TERRIER-E. REYMOND.

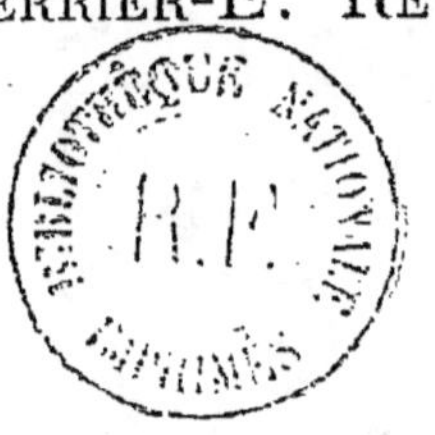

CHIRURGIE DU CŒUR

ET DU PÉRICARDE

CHAPITRE PREMIER

GÉNÉRALITÉS A PROPOS DE LA CHIRURGIE DU PÉRICARDE

I. — Historique.

Riolan[1], en 1648, paraît avoir été le premier à conseiller une intervention sur le péricarde en cas d'épanchement dans cette séreuse. La trépanation du sternum lui semble le procédé à préférer.

Un siècle plus tard, en 1749, Sénac[2] conseille l'ouverture du péricarde lors d'hydropéricarde, et ayant cru constater que la plèvre gauche s'éloigne du sternum, il considère comme avantageuse l'intervention faite dans un espace intercostal gauche du 2ᵉ au 7ᵉ. Van

1. Riolan, *Encheiridium anatomicum*, etc., Paris, 1648, liv. III, p. 276.
2. Sénac, *Traité de la structure du cœur, de son action et de ses maladies*, Paris, 1749, vol. I, p. 2-4.

Peu de temps après Jowett, Skoda et Schuh[1], publiaient une observation de ponction qui fit grand bruit, mais dont le résultat fut, en somme, très médiocre. Au même moment, Karanaeff[2], pendant une grande épidémie de scorbut, à Cronstadt, essaya de traiter les épanchements sanguins qui se produisaient dans le péricarde, en pratiquant une ponction dans le 4e espace intercostal gauche, à un travers de doigt du sternum ; il évacua ainsi, dans certains cas, jusqu'à près de deux litres de liquide et obtint des guérisons.

La Société médicale des hôpitaux, en 1853, discuta longuement les indications de la paracentèse à propos d'un cas présenté par Behier[3]; on y voit combien les opinions étaient partagées sur l'opportunité de l'intervention.

Le mémoire de Trousseau et Lasègue[4], paru l'année suivante, met bien en lumière ces deux points différents, à savoir que l'opération n'entraînait aucunement les dangers qui la faisaient presque toujours différer ; mais que, d'autre part, il ne fallait pas en attendre un effet curatif bien caractérisé, car dans les affections au cours desquelles on intervenait, l'épanchement du péricarde n'était qu'un symptôme, symptôme grave toutefois, et qu'il était indiqué

1. Schuh et Skoda, in Trousseau, *Arch. génér. de médecine*, Paris, 1854, vol. II, p. 519.

2. Karanaeff, in Kyber, *Paracent. des Herzbeut*, (*Zeit. Ruslands*, Saint-Pétersbourg, 1847, n° 24, p. 161).

3. Behier, in Trousseau, p. 513.

4. Trousseau et Lasègue, *De la paracentèse du péricarde*, (*Arch. gén. de méd.*, Paris, 1854, t. II, p. 513).

de combattre par le moyen qu'on possédait. Trousseau [1] devait, à nouveau, dans ses cliniques, se faire le défenseur de la paracentèse.

Aran [2] fait, en 1854, une tentative d'incision du péricarde et reconnaît une erreur de diagnostic, au cours de l'intervention ; l'année suivante, il pratique avec succès la paracentèse.

Henrot [3], Vernay [4], Baizeau [5] publient des travaux sur cette question. La paracentèse devait bientôt largement profiter des publications de Dieulafoy, qui chercha à vulgariser la ponction.

Chairou [6] présenta, en 1872, à l'Académie, un travail qui fut l'objet d'un rapport de Roger [7] : celui-ci, en 1868, avait déjà présenté des observations personnelles à la Société médicale des hôpitaux.

D'ailleurs, ces observations se multiplient bientôt : Günther [8], en 1861, réunit 22 cas de ponctions ; Roger [9], en 1875, en trouve 14 dans la littérature française ; en 1876, Roberts [10], 41 cas,

1. Trousseau, *Clin. médic. de l'Hôtel-Dieu*, Paris, 1856. — 5e édit., 1877, t. II, p. 11.

2. Aran, in Baizeau, *Loc. cit.*

3. Henrot, *Sur la paracentèse du péricarde*, Thèse de Paris, 1855.

4. Vernay, *Ponction du péricarde*, (*Gazette hebd.*, Paris, 1856, p. 793).

5. Baizeau, *Loc. cit.*

6. Chairou, *Bull. de l'Acad. de méd.*, Paris, 1872.

7. Roger, *Double ponction du péricarde chez un enfant atteint d'hémopéricarde, guérison*, (*Union médicale*, Paris, 1868, p. 766); — *Sur la paracent. du péricarde*, (*Bull. de l'Acad. de méd.*, 2e série, Paris, 1875, t. IV, p. 1202).

8. Günther, *Loc. cit.*

9. Roger, *Loc. cit.*

10. Roberts, *Paracent. of the pericard*, (*The New-York medic. Journ.*, 1876, p. 585).

et, l'année suivante, 13 nouveaux; Kindenlang en cite 65 en 1879, et West[1] 79 en 1883 ; peut-être, pour plusieurs de ces cas, a-t-on le droit de se demander si c'est bien à une ponction du péricarde que l'on a eu affaire.

Maurice Raynaud n'a groupé que 46 faits lui paraissant authentiques dans son important article du Dictionnaire de Jaccoud. Dernièrement, Delorme et Mignon[2] réunissaient 100 cas d'interventions, dont 62 ponctions et 18 incisions.

Dans ce rapide aperçu historique, nous avons envisagé les interventions sur le péricarde, en confondant la ponction et l'incision, quoique chacune de ces opérations ait eu, suivant l'époque, une fortune différente; il semble que tout d'abord ce fut l'incision qu'on conseillait : l'opération que pratiqua Romero était bien une péricardotomie. Puis soixante ans se passent, pendant lesquels on ne parle plus guère que de ponctions, et ce n'est que depuis quelques années qu'on semble à nouveau donner volontiers la préférence à la large incision.

Mais, dans bien des cas, il faut reconnaître que la péricardotomie et la paracentèse constituaient des opérations peu différentes l'une de l'autre : on ponctionnait avec un gros trocart, on incisait timidement avec la pointe du bistouri entre deux côtes, et souvent la peau seule-

---

1. West, *The statistics of paracentesis pericardii*, (*Med. chir. transact.*, London, 1883, p. 235-256).

2. Delorme et Mignon, *Sur les ponctions et incisions du péricarde*, (*Rev. de chir.*, Paris, 1895, p. 797 et p. 987 ; 1896, p. 56).

ment, pour traverser ensuite les tissus sous-jacents avec le trocart.

Il n'en est plus de même aujourd'hui : la ponction est pratiquée avec un trocart ou une aiguille tels que l'on peut espérer faire sans danger la traversée du cul-de-sac pleural ou la piqûre du cœur; c'est l'opération qu'on reconnaît aveugle en grande partie, mais qu'on espère innocente, du fait même de l'instrument employé et des conditions dans lesquelles elle est pratiquée.

L'incision, au contraire, tend à être faite large, quitte à réséquer une ou plusieurs côtes; la péricardotomie prétend, non seulement donner au liquide une voie de sortie facile, mais au chirurgien un large accès, lui permettant de se rendre compte de ce qu'il fait et de l'état dans lequel se trouvent la séreuse et le cœur.

Ce sont donc deux opérations toutes différentes et que nous étudierons à part.

Pour comparer les avantages et les inconvénients de chacune des méthodes, pour comprendre l'importance de certains détails de médecine opératoire, il est indispensable de rappeler la disposition de cette région précordiale, disposition sur laquelle, nous allons le voir, on est encore bien mal fixé.

Nous l'étudierons d'abord à l'état normal, puis ensuite dans diverses conditions pathologiques.

II. — ANATOMIE TOPOGRAPHIQUE DE LA RÉGION PRÉCORDIALE A L'ÉTAT NORMAL.

Au cours d'une intervention sur le péricarde ou le cœur, les plans successifs que l'on intéresse sont les suivants :

1° La peau et le tissu cellulaire sous-cutané ;

2° La couche musculaire ;

3° Sur un même plan, le sternum, les cartilages costaux, les côtes, les espaces intercostaux ;

4° Le muscle triangulaire du sternum et les vaisseaux mammaires ;

5° Le cul-de-sac pleural, le tissu cellulaire du médiastin antérieur, et en bas l'insertion du diaphragme ;

6° Le péricarde ;

7° Le cœur.

1er et 2e Plans.
Peau, tissu cellulaire et muscles.

Si la peau et le tissu cellulaire ne donnent lieu à aucune remarque intéressante, il est bon de se souvenir que la couche musculaire est constituée par deux plans : d'abord le grand pectoral et le grand droit ; plus profondément, le petit pectoral. Une aponévrose commune recouvre le grand pectoral et le grand droit.

Le *grand pectoral* prend, dans la région précordiale, des insertions, d'une part, sur le sternum ; d'autre part, sur les cartilages costaux.

L'insertion au sternum se fait par des fibres tendineuses très adhérentes à l'os, s'entre-croisant sur la ligne médiane avec celles du côté opposé, et formant ainsi au-devant du sternum un raphé médian d'autant plus large que l'individu est moins musclé.

Les insertions chondro-costales se font sur les

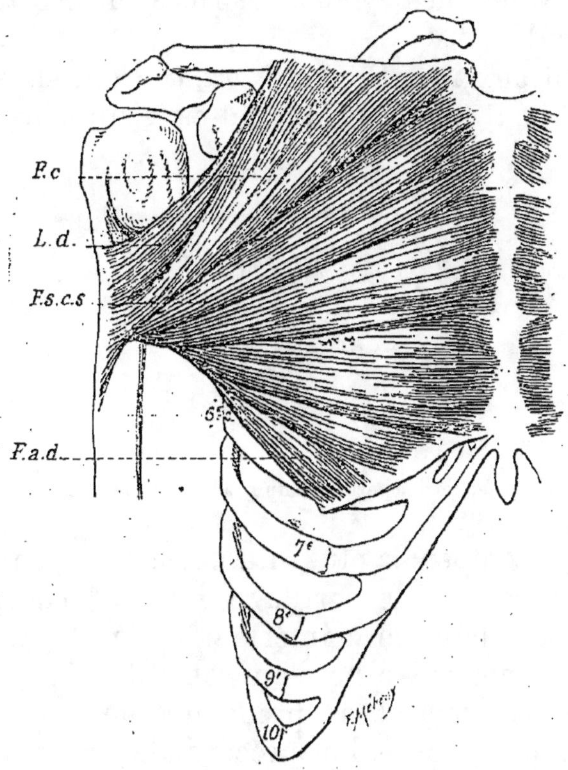

Fig. 1. — Grand pectoral couvrant les cinq premiers espaces intercostaux (d'après Poirier). Raphé médian, entre les deux pectoraux, plus ou moins large suivant les sujets.

Fc, faisceau claviculaire; *Fs. c. s.*, faisceau sterno-costal supérieur; *F. a. d.*, faisceau aponévrotique droit.

six premiers cartilages. Les faisceaux musculaires s'insérant sur les 4e, 5e et 6e cartilages sont plus importants que ceux qui correspondent

1.

aux trois premières côtes. La languette qui va au cartilage de la 6ᵉ côte est renforcée par un faisceau s'insérant sur l'extrémité antérieure de la côte osseuse elle-même; les faisceaux s'insérant sur les 5ᵉ et 6ᵉ cartilages sont renforcés par ceux nés des 4ᵉ et 5ᵉ espaces intercostaux (Poirier[1]).

Quant aux insertions du *grand droit*, elles se font en haut par trois languettes terminales qui

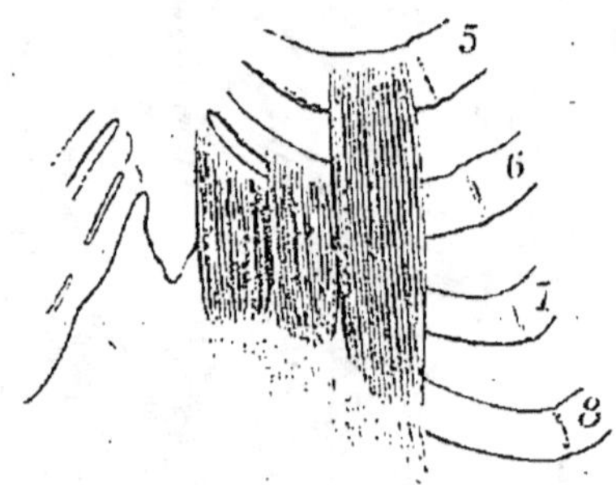

Fig. 2. — Insertions supérieures du grand droit de l'abdomen.

viennent tomber: la plus interne, sur l'appendice xyphoïde et sur le cartilage de la 7ᵉ côte; la moyenne, sur le bord inférieur de la 6ᵉ côte; la plus externe, sur le bord inférieur de la 5ᵉ côte.

Le *petit pectoral* ne prend qu'une part peu importante à la région précordiale; rappelons seulement qu'il s'attache en dedans au bord supérieur de la face externe des 3ᵉ, 4ᵉ et 5ᵉ côtes, par trois digitations tantôt distinctes, tantôt fusionnées. Toutefois, il n'est pas rare de voir ces insertions costales se prolonger jusque sur les cartilages.

1. P. Poirier, *Traité d'anatomie humaine*, Paris, t. II, p. 433.

3ᵉ Plan. Sternum. Gril chondro-costal.
Espaces intercostaux.

C'est la deuxième pièce du *sternum* qui prend

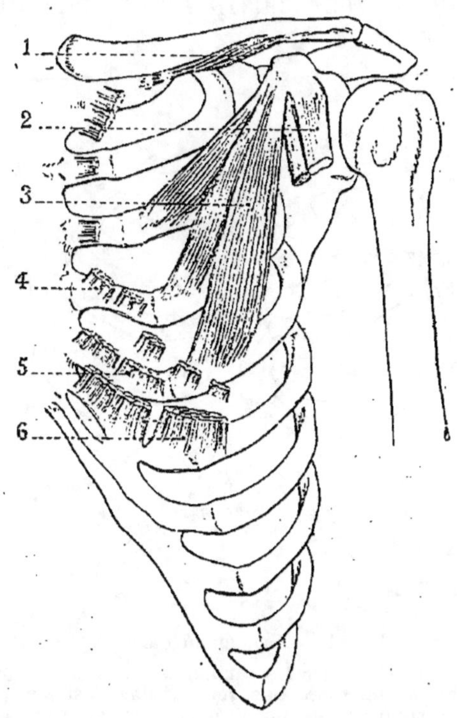

Fɪɢ. 3. — Petit pectoral et insertions chondro-costales du grand pectoral
(d'après Poirier).

1, muscle sous-clavier ; 3, muscle petit pectoral s'insérant aux 3ᵉ, 4ᵉ,
5ᵉ côtes ; 4, insertion du grand pectoral au cartilage de la 4ᵉ côte ;
5, insertion du grand pectoral sur la 5ᵉ côte, le 5ᵉ cartilage et au niveau
des 4ᵉ et 5ᵉ espaces ; 6, insertion sur la 6ᵉ côte et son cartilage.

la plus large part à la région précordiale ;
Delorme et Mignon en ont longuement étudié
la disposition et les dimensions. Rappelons
seulement que cet os plat a une épaisseur de

5 à 7 millimètres, que sa face postérieure est
légèrement concave, que son bord est situé
à 2 centimètres au plus de la ligne médiane.

Les *cartilages costaux* les plus élevés sont
obliques en bas et en dedans; les moyens sont
transversaux; les cartilages inférieurs sont

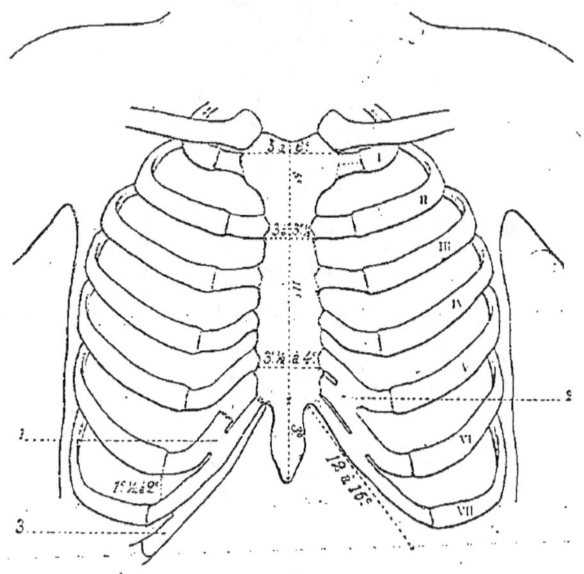

Fig. 4. — Gril chondro-costal.

1, pont cartilagineux entre les cartilages des 6e et 7e côtes, servant
de soutien à la 6e côte, alors que son cartilage est réséqué ; 2, pont
cartilagineux existant fréquemment entre le 5e et le 6e cartilages costaux ; 3, cartilage de la 8e côte s'insérant, comme cela est fréquent, sur
toute la longueur de celui de la 7e côte et se prolongeant jusqu'au
sternum.

obliques en haut et en dedans; cette disposition
a une grande importance en ce sens qu'elle
commande non seulement la direction, mais
aussi la forme des espaces intercostaux qui, de
ce fait, se rétrécissent en se rapprochant du
sternum. La longueur de ces cartilages va pro-

gressivement en croissant de haut en bas, offrant une moyenne de 2 à 3 centimètres pour le premier, de 12 à 15 pour le 7ᵉ cartilage.

On sait que le 6ᵉ cartilage est uni au 7ᵉ par un pont cartilagineux suffisamment large pour qu'on ait pu compter sur lui comme soutien, alors qu'étaient réséqués les 5ᵉ et 6ᵉ cartilages.

Les *espaces intercostaux* ont, dans la région

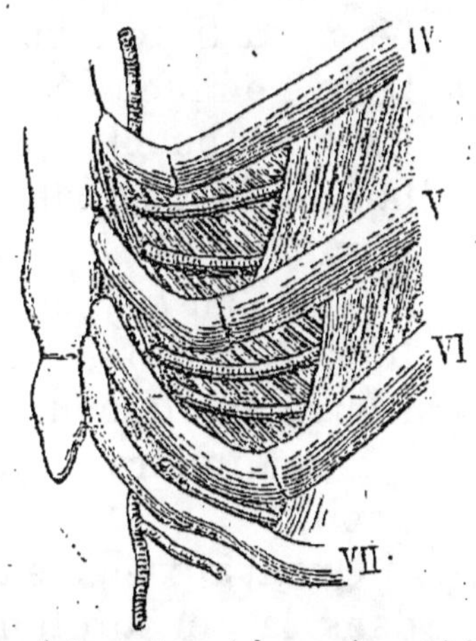

Fig. 5. — Les muscles intercostaux à la partie antérieure des espaces intercostaux. L'intercostal externe fait défaut, l'intercostal interne cache l'artère mammaire qui envoie deux perforantes antérieures par espace intercostal.

précordiale, une largeur variable suivant l'espace et, pour chacun, différente suivant le point que l'on considère. C'est ainsi que chaque espace s'élargit à mesure qu'il s'éloigne de la ligne médiane. D'autre part, les espaces les plus élevés sont les plus larges, si l'on considère la portion voisine du sternum. A cet égard, les trois premiers espaces paraissent bien les mieux disposés pour permettre une intervention

sur le péricarde. Le 4⁰ est déjà moins large ;
le 5⁰ est réduit en dedans à 2 ou 3 millimètres ;
il faut se porter à 7 centimètres du bord sternal
pour lui trouver une hauteur de 15 millimètres,
et encore est-il souvent interrompu par une jetée
cartilagineuse reliant les deux côtes qui le limitent.

Enfin, le 6⁰ espace, dans une
étendue de 9 centimètres, comp-
tés à partir du bord sternal, se
trouve ou bien réduit à une fente
linéaire, ou bien comblé tout à
fait par la jetée cartilagineuse qui
réunit les 6⁰ et 7⁰ cartilages. Ce
n'est qu'au niveau de l'articulation chondro-costale qu'il re-
trouve une largeur de 1 cent. 1/2
à 2 centimètres (Delorme et Mignon).

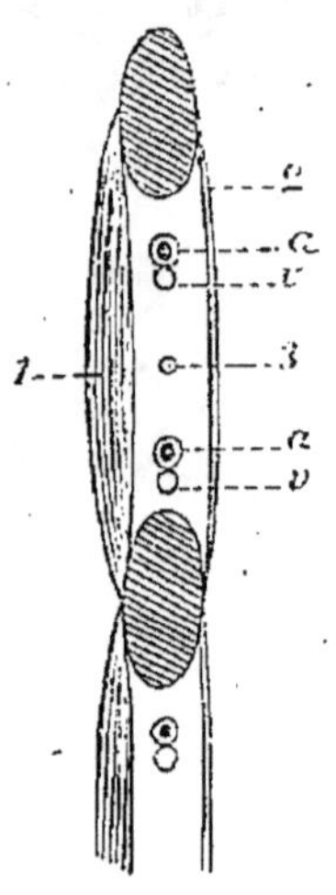

Fig. 6. — Coupe
d'un espace inter-
costal immédiate-
ment en dehors
de l'artère mam-
maire interne.

1, muscle inter-
costal interne ; 2,
aponévrose inter-
costale externe ;
3, nerf intercostal ;
a, artère intercos-
tale ; v, veine in-
tercostale.

Quant aux éléments qui entrent
dans la constitution de l'espace
intercostal au niveau de la région précordiale, rappelons que
les muscles intercostaux externes
manquent à ce niveau ; les fibres
des intercostaux internes, obliques en bas et en dehors, sont
comprises entre une aponévrose
superficielle qui remplace jusqu'au sternum les
muscles intercostaux externes et une aponévrose
profonde qui sépare le muscle intercostal du
triangulaire et de l'artère mammaire interne.

Les nerfs intercostaux n'offrent à ce niveau

rien d'intéressant pour le chirurgien. Quant aux artères et veines intercostales antérieures, au nombre de deux pour chaque espace, elles viennent de la mammaire interne et suivent les bords inférieurs et supérieurs des côtes correspondantes.

4ᵉ Plan. Vaisseaux mammaires et triangulaire du sternum.

Les *vaisseaux mammaires* sont situés entre le gril costal et le triangulaire du sternum. L'artère mammaire interne, née de la partie inférieure de la sous-clavière en dedans des scalènes, descend en croisant l'articulation sterno-claviculaire dont elle est séparée par le tronc veineux brachio-céphalique ; elle se place en dedans du nerf phrénique, pénètre dans le thorax en passant en arrière du cartilage de la 1ʳᵉ côte.

Les branches qui en naissent sont peu volumineuses en dedans, plus volumineuses en dehors, surtout à la partie inférieure de la région. L'artère est plus éloignée du bord sternal en bas qu'en haut, de 1 à 2 centimètres dans les 4ᵉ, 5ᵉ et 6ᵉ espaces, de 1/2 centimètre à 1 centimètre 1/2 dans les trois premiers (Delorme et Mignon).

Voïnitch-Sianojentzky[1] a dernièrement attiré l'attention sur quelques particularités se rappor-

1. Voïnitch-Sianojentzky, *Contribution à l'étude de la situation normale des culs-de-sac pleuraux antérieurs*, Thèse de doct., Saint-Pétersbourg, 1897. — *La chirurgie du péricarde et ses bases anatomiques*, (*Archives russes de chir.*, Saint-Pétersbourg, 1897, t. II, f. 3, 4, 5).

tant à la situation de l'artère mammaire interne.
Il constate, par exemple, que la distance des
artères à la ligne médiane est moins constante
que celle des artères aux bords du sternum.
L'artère mammaire sera donc plus éloignée de la

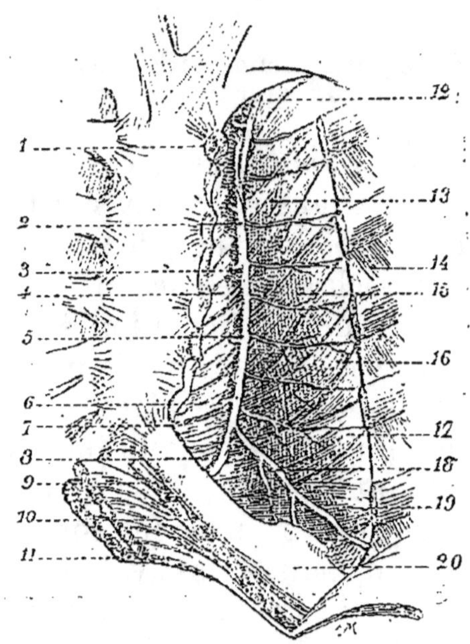

Fig. 7. — Disposition et rapports de l'artère mammaire interne
(d'après Delorme et Mignon).

1, 2e articulation sterno-chondrale; 2, artère mammaire interne; 3 et 5,
collatérale interne; 4, faisceaux sternaux du triangulaire; 7, interstices
compris entre les faisceaux tendineux du triangulaire; 8, insertions
inférieures ou xiphoïdiennes du triangulaire; 9, branche terminale
interne ou xiphoïdienne de la mammaire; 10, branche terminale externe
de la mammaire se perdant dans le muscle droit; 11, muscle droit; 12,
13, 15, 16, 17, 19 : 1re, 2e, 3e, 4e, 5e, 6e digitations costales du triangulaire du sternum; 14, paroi thoracique costo-intercostale abrasée;
20, 7e cartilage.

ligne médiane chez un sujet dont le sternum est
large, plus rapprochée si le sternum est étroit.
Il n'y a aucun rapport à établir entre la largeur

du sternum et la distance entre son bord et l'artère mammaire. Les artères restant à peu près à la même distance du bord sternal délimitent un espace dont la forme est analogue à celle de l'os, quoique atténuée dans ses contours.

La distance entre l'artère et le bord sternal n'est toutefois pas constante : elle est, par exemple,

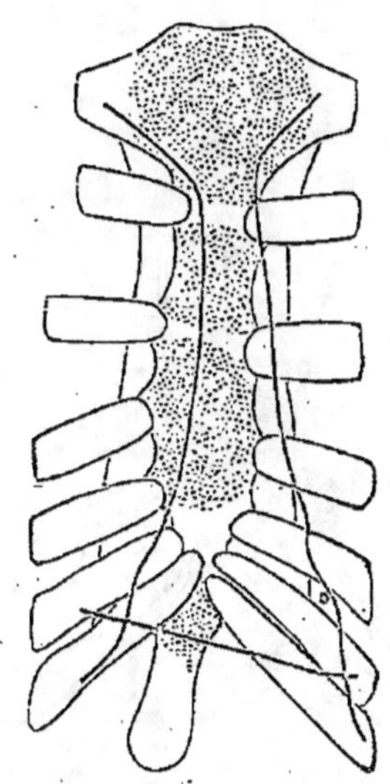

FIG. 8 — L'artère mammaire interne gauche et le cul-de-sac pleural gauche se croisent.

moins grande au niveau des 4e et 5e espaces qu'au niveau des 6e et 7e. Voici d'ailleurs un tableau comparatif :

	4e espace.	5e espace.	6e espace.
Moyenne. . . .	1^c,6	2^c,0	2^c,5
Maximum . . .	2^c,0	2^c,8	3^c,3
Minimum. . . .	1^c,2	1^c,5	1^c,4

La situation de l'artère mammaire gauche, par rapport au cul-de-sac pleural, est très variable à l'état normal et l'est plus encore dans les cas pathologiques. L'artère peut croiser le cul-de-sac droit (fig. 8), se trouver complètement à droite (fig. 9) ou complètement à gauche (fig. 10).

Dans le 6e espace, la ponction peut donc être faite à 1 c. 4 du bord gauche du sternum, sans aucune chance de blesser l'artère. Mais on ne peut s'éloi-

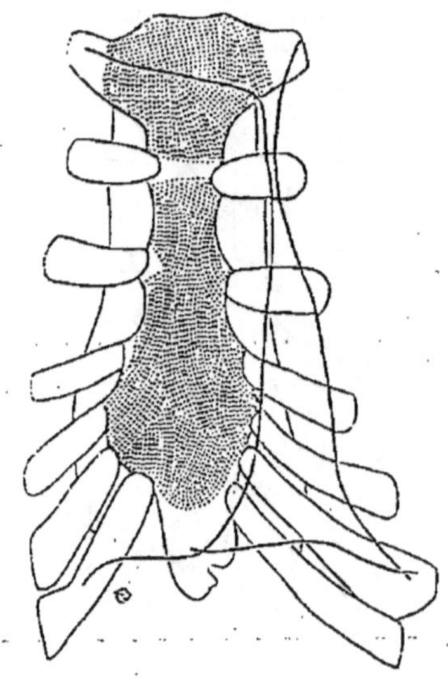

Fig. 9. — L'artère mammaire interne gauche est placée en dedans du cul-de-sac pleural de ce côté; elle ne le recouvre donc pas, mais passe sur une portion du cul-de-sac du côté opposé.

gner davantage, même alors que l'épanchement péricardique est assez considérable pour avoir refoulé la plèvre et qu'il n'y a pas crainte de blesser celle-ci en se portant plus en dehors. Car du moment où l'on veut avoir la certitude de ponctionner en dehors de l'artère, il faut se porter à plus de 3 c. 3 du bord sternal et dès lors la plèvre a toute chance d'être traversée.

Aussi Voïnitch-Sianojentzky conseille-t-il de rester sur le bord sternal, même en cas de grand épanchement, ne l'abandonnant que si l'on a des raisons de croire que l'ensemble de l'espace interpleural est porté à gauche (fig. 9). En ce cas, on éloignerait du sternum le siège de la ponction par

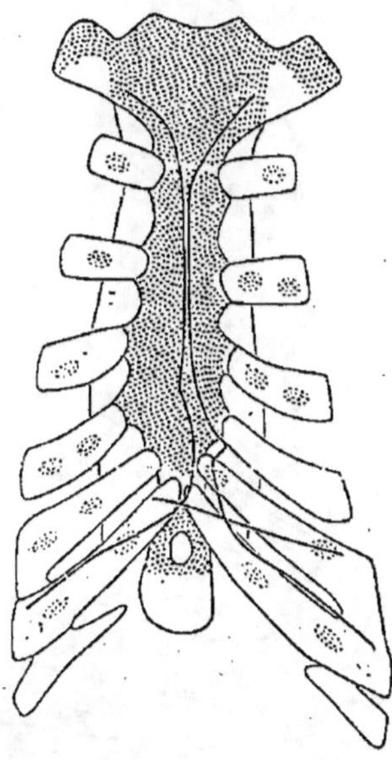

FIG. 10. — L'artère mammaire interne gauche est couverte par le cul-de-sac pleural gauche au niveau de chacun des six premiers espaces.

crainte de traverser la plèvre droite; mais comment alors éviter l'artère mammaire? En faisant précéder la ponction d'une petite incision permettant de voir si l'artère n'est pas à ce niveau, auquel cas on la lierait. Et comment faire pareille constatation dans un espace aussi étroit que le sixième à ce niveau? La chose est certes impossible, et c'est pourquoi l'auteur en arrive à conseiller, en pareil cas, la résection d'une petite portion du cartilage de la 6ᵉ côte.

Le trajet des veines mammaires internes serait beaucoup moins constant que celui des artères.

Au-dessus de la 3ᵉ côte, il n'existe qu'une seule

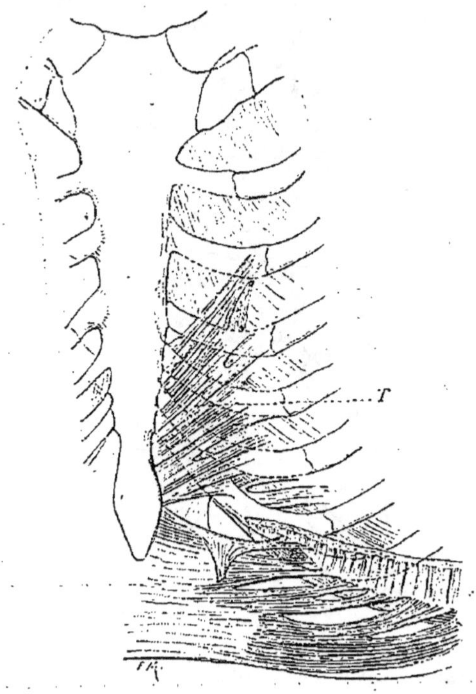

FIG. 11. — Triangulaire du sternum vu par sa face profonde (d'après Henle); T, triangulaire.

veine ; mais à ce niveau, elle se divise en deux branches dont l'une, la plus grosse, chemine entre l'artère et le bord sternal, dont l'autre est placée en dehors.

Le *triangulaire du sternum* s'insère, d'une part, aux portions latérales de l'appendice xiphoïde et du corps du sternum; d'autre part, grâce à une série de digitations distinctes, il vient s'insérer sur l'extrémité antérieure des 3°, 4°, 5° et 6° car-tilages costaux ; quelquefois sur les cartilages de la 2° et de la 1ʳᵉ côte. Les digitations inférieures qui se rapprochent de l'horizontale sont les plus épaisses.

Ce muscle adhère peu aux tissus superficiels : il n'en est pas de même, comme nous allons le voir, des parties profondes.

5ᵉ Plan. Culs-de-sac pleuraux. Bords du poumon. Tissu cellulaire du médiastin antérieur. Insertion antérieure du diaphragme.

Il est peu de régions anatomiques ayant donné lieu à plus d'opinions différentes et à plus de discussions que celle qui correspond aux culs-de-sac antérieurs des plèvres, c'est-à-dire à la ligne suivant laquelle la plèvre médiastine se réfléchit pour devenir sterno-costale.

Cette diversité d'opinions tient peut-être aux divers procédés de recherches, à la disposition individuelle très variable de ce cul-de-sac pleural ; mais peut-être aussi, comme le veut Voïnitch-Sianojentzky, tient-elle surtout à la fréquence de l'état pathologique des plèvres. D'après Bochdalek [1], sur 15 cadavres adultes, on ne trouverait qu'un seul sujet sur lequel les plèvres puissent être considérées comme saines.

Quoi qu'il en soit de la cause d'erreur, il est in-téressant pour le chirurgien de constater com-

1. Bochdalek, *Vierterjahrschrift für die practische Heilkunde*, Prag., 1860, Bd I-III.

bien il est difficile d'être fixé sur ce point si
simple en apparence et si intéressant pour lui, à
savoir : quelle est la situation du bord de la plèvre gauche par rapport au bord gauche du sternum ; peut-on pénétrer dans la péricarde sans intéresser la plèvre ?

Ce paraît être Winslow[1] qui, le premier, in-
sista sur ce fait que les plèvres ne limitaient pas
derrière le sternum l'espace large et symétrique
qu'on avait coutume de décrire ; cet espace était,
d'après lui, fort étroit, n'existait qu'en haut,
tandis qu'en bas les culs-de-sac pleuraux se
croisaient ; enfin, l'espace pleural ne se trouvait
pas sur la ligne médiane, mais à gauche de
celle-ci. Il lui semblait donc douteux que la trépanation sternale pût rendre quelque service,
attendu que la plus grande partie de la région
trépanée avait chance de correspondre à la plèvre droite.

Nouvelles recherches de Cheselden, en Angle-
terre, de Santorini[2], de Garengeot[3], en France,
qui ne suffisent pas à éclairer la question.

Tandis que Meckel[4], Zagorski[5], Platonoff[6],
reprenant les idées de Sénac, soutiennent qu'il
existe sur le bord gauche du sternum une voie
extra-pleurale pour pénétrer dans le péricarde,

---

1. Winslow, *Anatomie*, Francfort, 1753, p. 199.
2. Santorini, *Observ. anatomicæ*, Venetiis, 1724; an. cap. 8;
n. I, p. 141.
3. Garengeot, *Anat. des viscères*, Paris, 1728.
4. Meckel, *Handbuch der menschlich. Anatomie*, Berlin, 1815,
p. 422.
5. Zagorski, in Voïnitch-Sianojentzky, *Loc. cit.*
6. Platonoff, *Idem.*

au contraire, Otto[1] place les culs-de-sac pleuraux sous le sternum dans tout leur trajet ; aussi ne s'explique-t-il pas comment on peut espérer ponctionner le péricarde sans traverser les plèvres, d'autant qu'il ne croit pas que la situation de celles-ci soit modifiée par un épanchement du péricarde. Pour ne pas intéresser la plèvre, il faudrait, pense-t-il, trépaner le sternum sur son bord gauche, comme le propose Skielderup[2] de Christiania (1818).

Plus tard encore, les deux opinions différentes subsistent : Cruveilhier[3], Velpeau[4], Krause[5], Arnold[6] pensent que l'espace interpleural déborde à gauche du sternum, tandis que Pirogoff[7], à la suite de recherches faites sur des coupes après congélation, tend de nouveau à restreindre les proportions de l'espace interpleural ; les plèvres, dit-il, qui parfois restent à une certaine distance, se trouvent, dans d'autres cas, accolées l'une à l'autre. C'est dans le quatrième espace gauche que Pirogoff conseilla de pratiquer la ponction.

Hamernik[8] va bien plus loin ; pour lui, les plè-

---

1. Otto, *Von der Lage der organe in der Brüsthöle*, Breslau, 1829, p. 4-18.

2. Skielderup, *Mémoires de la Soc. roy. de Copenhague ;* et in Roger, *Loc. cit.*, p. 1271.

3. Cruveilhier, *Anat. descript.*, vol. II, p. 629.

4. Velpeau, *Traité d'anat. chir. et topog.*, Paris, 1837, vol. I, p. 587.

5. Krause, *Anatomie*, Hannover, 1742 ; s. 610.

6. Arnold, *Anatomie*, Freiburg, 1845 ; Bd 3 ; s. 167.

7. Pirogoff, *Anatomie topographique*, Petrop., 1859.

8. Hamernik, *Das Herz und seine Bewegung*, Prag., 1858 ; s. 44-46.

vres se croisent derrière le sternum et il n'existe pas d'espace accessible qui permette de les éviter ; alors qu'on croit ne pas les avoir traversées, on a seulement profité d'une des adhérences si fréquentes à ce niveau. Telle est à peu près aussi l'opinion de Nuhn [1] et celle de Kossinski [2].

En 1860, Bochdalek [3], à la suite de longues recherches, conclut que toutes ces opinions peuvent être exactes et que l'on peut rencontrer les dispositions les plus différentes.

Il fallait cependant une description représentant les cas les plus fréquents de la disposition moyenne des culs-de-sac antérieurs. Celle que l'on considère comme classique aujourd'hui est la description à laquelle s'était arrêté Luschka [4] après avoir modifié son opinion au cours de nombreuses polémiques ; la voici :

La ligne de réflexion de la plèvre costo-médiastine commence en haut, en arrière de l'articulation sterno-claviculaire ; le point de départ est le même des deux côtés, mais le trajet diffère aussitôt.

A droite, la ligne, oblique en bas et en dehors, franchit la ligne médiane, se rapproche du bord gauche du sternum. A un ou deux centimètres au-dessus de la base de l'appendice xiphoïde, elle oblique à droite, se dirige vers l'extrémité osseuse de la 8e côte. En aucun point, somme

1. Nuhn, in Luschka, *Die Anatom. der Brust des Menschen*, Tubing. 1863, p. 269.
2. Kossinski, in Voïnitch-Sianojentzky, *Loc. cit.*
3. Bochdalek, *Loc. cit.*
4. Luschka, *Die Anatomie der Brust des Menschen*, Tübingen, 1863, p. 263-270.

toute, on ne peut, à droite, atteindre le péricarde à travers les six premiers espaces intercostaux, sans traverser la plèvre droite.

A gauche, la ligne de réflexion descend le long du bord gauche du sternum ou un peu en dehors de ce bord jusqu'au niveau du 4e cartilage.

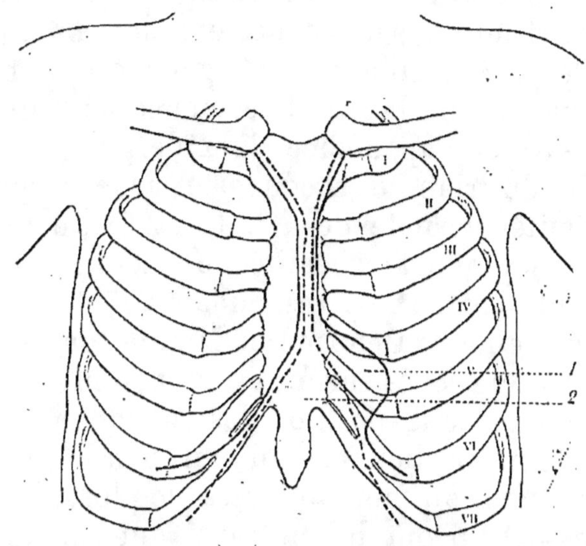

Fig. 12. — Situation moyenne des culs-de-sac pleuraux.

1, encoche du poumon au niveau de la pointe du cœur; 2, triangle interpleural inférieur au niveau duquel on peut pénétrer dans le péricarde sans intéresser la plèvre ; ——— trajet du bord du poumon ; ---- trajet de la plèvre.

lage costal. La plèvre se sépare alors du sternum et croise obliquement les 5e, 6e, 7e cartilages costaux et les 4e, 5e et 6e espaces intercostaux. La partie antérieure de ceux-ci, dans le voisinage du sternum, ne se trouverait donc pas doublée du cul-de-sac pleural.

En résumé, d'après cette description les deux plèvres, droite et gauche, séparées l'une de l'autre au niveau de la partie supérieure du sternum, se rapprochent et se mettent en contact au niveau du bord supérieur du 2ᵉ cartilage costal ; souvent même, les deux culs-de-sac se croisent pour se séparer au niveau du 4ᵉ cartilage. En ce point commence l'espace interpleural inférieur.

Celui-ci a la forme d'un triangle dont le sommet est situé un peu en dedans de l'extrémité sternale du 4ᵉ cartilage costal gauche et dont la base répond à une horizontale, menée par la limite supérieure de l'appendice xiphoïde.

L'aire du triangle est couverte par le sternum, l'extrémité sternale des 5ᵉ, 6ᵉ et 7ᵉ cartilages costaux et enfin l'extrémité antérieure des espaces intercostaux correspondants.

Dernièrement, Delorme et Mignon ont entrepris des recherches sur un grand nombre de sujets touchant la disposition des culs-de-sac pleuraux et en particulier, du cul-de-sac pleural gauche, celui qui nous intéresse le plus.

Il ressort surtout de leur travail que l'anatomie de la région diffère sensiblement avec les sujets. Ils en concluent qu'il est dangereux de pénétrer dans les quatre premiers espaces, même en longeant le sternum, « qu'on atteint encore la plèvre dans près du tiers des cas, quand on longe le sternum à la hauteur du 5ᵉ espace ; que, dans le 6ᵉ espace, les instruments ou les manœuvres doivent être dirigés en dedans du bord sternal pour éviter sûrement la plèvre ».

D'après les mêmes auteurs, le bord pleural est perdu au milieu d'un tissu cellulo-adipeux qui le double en constituant un bourrelet arrondi, épais de près de 1 centimètre, régulier, plus dense que le tissu cellulo-adipeux voisin, et se laissant aisément séparer du péricarde jusque sur les parties latérales de celui-ci.

Pour assurer cette séparation et refouler le cul-de-sac en dehors, il suffirait de porter d'abord le doigt en dedans, d'accrocher le bourrelet cellulo-adipeux, sans chercher à voir la plèvre, et d'exercer une traction en dehors.

Le cul-de-sac est, au contraire, fort adhérent au triangulaire du sternum : donc, adhérence superficielle, manque d'adhérence profonde, tels sont les deux points importants qui ont servi, comme nous le verrons, à établir un procédé spécial de péricardotomie.

Tout dernièrement enfin, Voïnitch-Sianojentzky a encore entrepris sur ce sujet de longues recherches, dont nous n'indiquons que les conclusions principales.

Pour lui, la diversité des dispositions reconnues tient surtout à la rareté des sujets sains : un grand nombre de descriptions déjà faites ont trait à des cas pathologiques. Le cul-de-sac pleural droit a un trajet plus constant que le gauche. La portion de l'espace interpleural dont la disposition varie le moins est celle qui correspond à la poignée du sternum ; celle qui est le plus variable correspond au corps de l'os. On peut toutefois considérer que l'espace interpleural, chez les sujets sains, entre toujours en rapport avec le bord gauche du sternum et les espaces intercostaux de ce côté, tout au moins avec le sixième.

Ainsi donc, les plaies qui pénètrent dans le 6e espace sur le bord gauche du sternum, peuvent atteindre le péricarde sans traverser la plèvre. Mais il faut pour cela que la plaie soit petite, le sujet sain, et que le traumatisme ait porté d'avant en arrière. Comme, dans la pratique, l'ensemble de ces conditions ne se trouve jamais rempli, on peut considérer que *toute plaie pénétrante du péricarde doit intéresser la plèvre*.

Telle est, du moins, l'opinion de Voïnitch, qui s'éloigne beaucoup des idées généralement acceptées sur ce sujet.

Les statistiques de Fischer paraissent, en effet, ne pas aboutir à une pareille fréquence des plaies pleuro-pulmonaires concomitantes à celles du cœur. Pour ne prendre que la statistique bien plus récente de Ed. Loison[1], nous voyons que les plaies par armes tranchantes n'intéresseraient la plèvre que dans 45 p. 100 des cas; sur 41 cas où les plèvres ont été blessées, il s'agissait 29 fois de la plèvre gauche, 7 fois de la plèvre droite et 5 fois des deux plèvres. Le poumon était intéressé dans la proportion de 13 p. 100.

Remarquons de suite que la proportion est toute différente s'il s'agit de plaies par balles. Alors sur 110 observations, Ed. Loison trouve mentionnées 78 fois l'ouverture de l'une ou des deux plèvres, soit 70 p. 100, et 52 fois une lésion concomitante de l'un ou des deux poumons, soit 47 p. 100.

Peut-être ne faut-il pas prendre à la lettre les

1. Ed. Loison, *Des blessures du péricarde et du cœur et de leur traitement* (*Revue de chir.*, Paris, 1899).

résultats fournis par les statistiques; et si, par

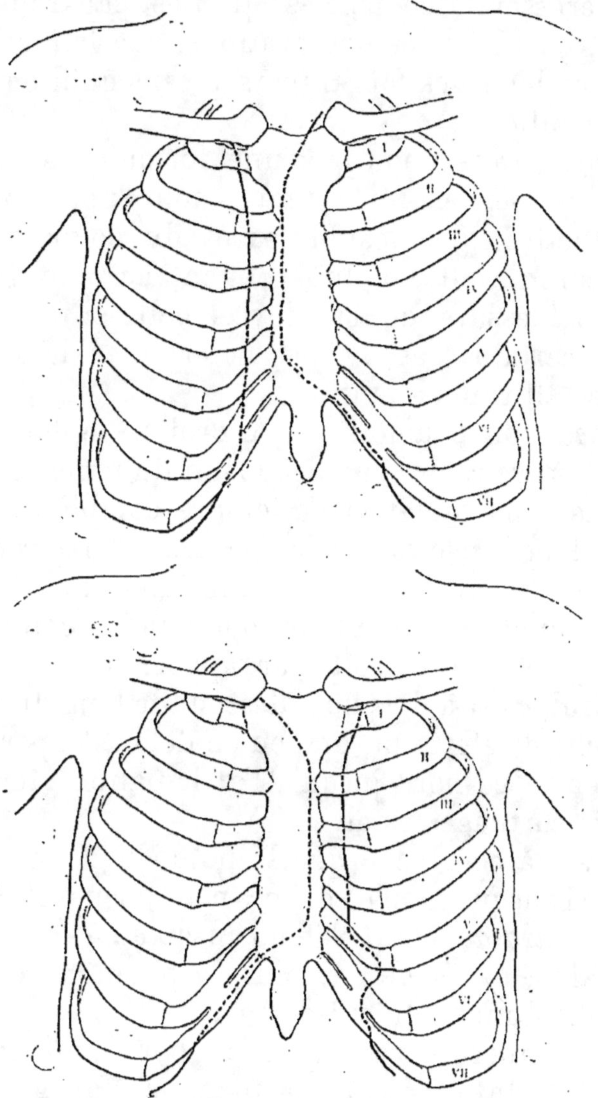

Fig. 13 et 14. — Maximum de variations dans la situation
des culs-de-sac pleuraux antérieurs (d'après Tanja in Merkel).

exemple, nous ne citons pas la proportion où les

instruments piquants ont traversé la plèvre avant d'intéresser le cœur, c'est qu'il est par trop évident, en lisant les observations, que la plèvre a dû être bien des fois traversée sans qu'il en soit fait mention.

Aussi, sans aboutir à une formule par trop absolue scrions-nous tenté, pour notre part, d'admettre que les blessures du cœur et du péricarde sont le plus souvent accompagnées d'une blessure de la plèvre, celle-ci pouvant, dans certains cas, ne pas déterminer de symptômes attirant l'attention.

Bords du poumon. — A droite, le bord du poumon se rapproche beaucoup du fond du cul-de-sac sans toutefois l'atteindre complètement, sauf dans l'inspiration forcée. Dans l'expiration, il en est séparé par 10 à 15 millimètres.

A gauche, le bord du poumon se comporte d'abord comme à droite par rapport au cul-de-sac pleural, c'est-à-dire qu'il descend le long du bord gauche du sternum, un peu en dehors et parallèlement à ce bord jusqu'à l'articulation sternale du 4ᵉ cartilage costal.

C'est à ce niveau que le bord du poumon se porte brusquement en dehors pour former l'*échancrure cardiaque* qui s'étend jusqu'au 7ᵉ cartilage costal; à partir de ce point, le poumon se rapproche du fond du cul-de-sac.

L'échancrure cardiaque du bord pulmonaire s'étend du 4ᵉ au 7ᵉ cartilage costal gauche; « elle correspond donc à gauche à une partie du cartilage de la 4ᵉ côte; à la moitié interne ou même davantage du cartilage de la 5ᵉ côte; enfin,

au tiers interne ou plus du cartilage de la 6ᵉ »
(A. Nicolas)[1].

La profondeur de cette encoche est bien variable suivant les individus; elle est toutefois
suffisante pour que la ponction faite dans le

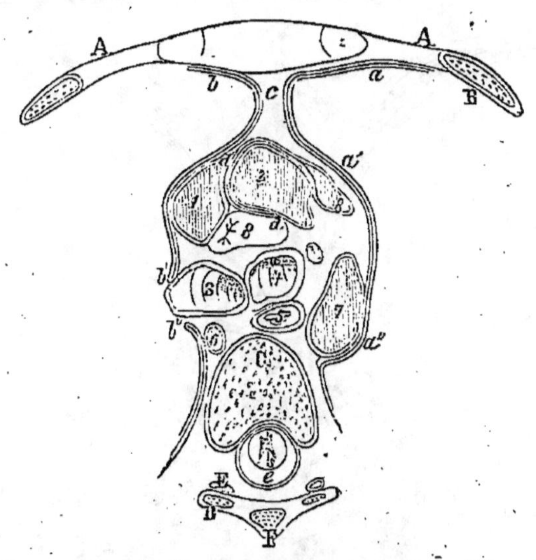

FIG. 15. — Coupe du thorax passant par la 5ᵉ vertèbre dorsale
et la première côte (d'après Pirogoff[2]).

B, première côte ; C, corps de la 5ᵉ vertèbre dorsale ; *aaa'* coupe de la
plèvre pariétale et pulmonaire gauche, au-dessus du hile ; *b*, plèvre
pariétale et pulmonaire droite ; *b'b''*, la plèvre pulmonaire et la plèvre
pariétale se continuent à la hauteur de la bronche droite ; *dd*, péricarde,
un dédoublement de celui-ci accompagne l'aorte ascendante et se glisse
entre elle et la veine cave supérieure ; 1, veine cave supérieure ; 2, aorte
ascendante un peu au-dessous de la crosse ; 3, bronche droite obliquement coupée ; 4, bronche gauche ; 5, œsophage ; 6, veine azygos ; 7, coupe
de l'aorte descendante au-dessous de la crosse.

5ᵉ espace, très loin du bord sternal, d'après le
procédé de Dieulafoy, en traversant le cul-de-sac

1. A. Nicolas, *Traité d'anat. humaine* de Poirier : article
Poumon, Paris, 1898.

2. N. Pirogoff, *Anatome topographica sectionibus per corpus
humanum congelatum triplici directione ductis illustrata*,
Petropoli, 1859.

pleural, ne risque généralement pas d'intéresser le poumon.

Médiastin antérieur. — L'étroite région comprise entre les culs-de-sac pleuraux a été décrite,

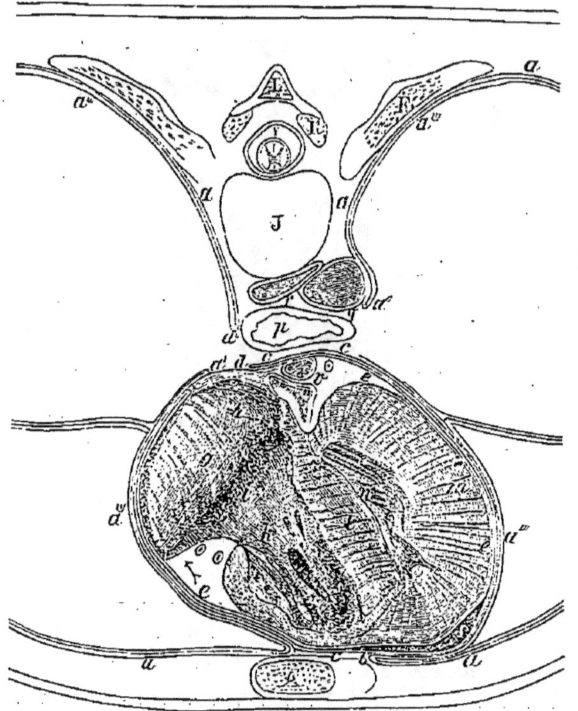

Fig. 16. — Coupe du thorax au niveau du corps de la 8ᵉ vertèbre dorsale (d'après Pirogoff).

A, sternum ; J, cartilage intervertébral ; K, coupe oblique de la 9ᵉ vertèbre dorsale ; *aaa*, plèvre costale ; *a'a''*, réflexion de la plèvre sur le hile pulmonaire droit ; *a'''a'''*, plèvre pulmonaire ; *bb*, médiastin antérieur ; *cc*, péricarde ; *d*, réflexion du sac péricardique ; *e*, feuillet séreux du péricarde ; *s*, cavité péricardique contenant de la sérosité ; *h*, entrée de la veine cave inférieure ; *l*, cloison ventriculaire ; *m*, paroi postérieure du ventricule gauche ; *n*, ventricule gauche ; *v*, grande veine coronaire ; *p*, œsophage ; *q*, veine cave inférieure ; *r*, aorte descendante.

par certains auteurs, sous le nom de médiastin antérieur.

Celui-ci est représenté par deux triangles se regardant par leurs sommets. Le triangle supérieur correspond au thymus, le triangle inférieur est celui sur lequel nous avons déjà insisté à propos des culs-de-sac pleuraux qui le limitent latéralement. La base du triangle a 6 ou 8 centimètres et correspond au diaphragme.

Insertions antérieures du diaphragme. — Celui-ci présente à ce niveau ses insertions médianes ou xiphoïdiennes, latérales ou chondrales.

Les faisceaux sternaux ou xiphoïdiens s'insèrent à la base de l'appendice xiphoïde. Au nombre de deux, droit et gauche, ils sont le plus souvent séparés par un espace contenant du tissu cellulaire.

Ces insertions xiphoïdiennes du diaphragme se confondent en partie avec l'attache du péricarde à ce niveau. Il n'en est pas de même à la hauteur des insertions costales du diaphragme. Celles-ci, en effet, se font sur la face interne et le bord supérieur des six dernières côtes, par une série de digitations s'entre-croisant avec celles du transverse de l'abdomen. Or, à mesure que l'on s'éloigne de la ligne médiane, l'insertion du péricarde sur le diaphragme s'éloigne de l'insertion du diaphragme sur les côtes. Tout à fait à gauche, cette distance est de 6 ou 7 centimètres que devrait parcourir tout instrument cherchant à pénétrer dans le péricarde à ce niveau (Delorme et Mignon).

De même qu'entre les deux faisceaux sternaux, il existe ordinairement entre ceux-ci et les faisceaux costaux un espace dépourvu de fibres musculaires, et au niveau duquel communiquent le tissu cellulaire présternal et celui de l'abdomen. D'autre part, au niveau du second de ces espaces, la plèvre et le péritoine se trouvent presque directement adossés.

Telle est la limite inférieure du médiastin antérieur. Nous concevons maintenant comment le tissu cellulaire de cette région communique, d'une part, avec celui de l'abdomen, d'autre part, avec celui qui enveloppe le péricarde, et enfin, à travers les muscles intercostaux internes avec le tissu cellulaire sous-cutané.

6° Péricarde.

Le péricarde se présente sous la forme d'un cône dont le sommet tronqué correspond à son insertion sur les gros vaisseaux.

Au point de vue chirurgical, la projection sur la paroi thoracique de la base et des deux côtés du tronc de cône nous intéresse surtout.

La base légèrement oblique en bas et à gauche, coupe l'appendice xiphoïde à sa partie supérieure. Cette ligne commence à droite, à 2 centimètres du bord sternal droit; elle se termine à gauche, à 6 ou 8 centimètres du bord sternal gauche, dans le 5° espace.

La limite du péricarde du côté droit se projette suivant une ligne légèrement convexe en dehors; elle part de l'extrémité droite de la ligne précédente, déborde le sternum de 1 ou 2 centimètres jusqu'au 2° cartilage; elle se rapproche alors du sternum et se perd derrière lui.

A gauche, la limite du péricarde se projette d'après une ligne qui, comme du côté opposé, est légèrement convexe en dehors. Elle commence en bas au point déjà indiqué et se dirige obliquement vers un point qui serait situé un

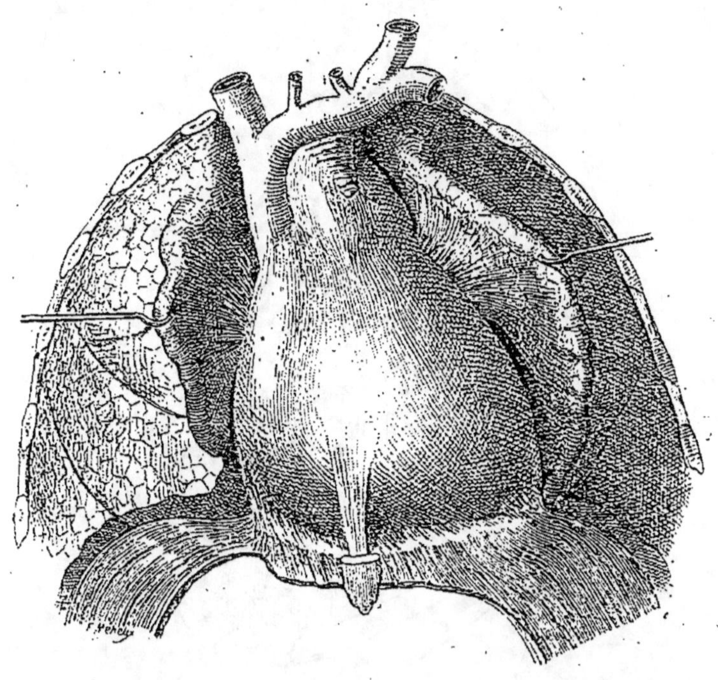

Fig. 17. — Le péricarde vu en place (d'après Poirier). Les bords antérieurs des poumons sont écartés. Le ligament péricardo-xiphoïdien a été ménagé.

peu en dehors de l'articulation sterno-claviculaire gauche.

Les deux lignes limitant le péricarde à droite et à gauche se réuniraient, si elles étaient prolongées, au niveau du 2° espace intercostal.

La paroi antérieure du péricarde est séparée du sternum en haut par une distance de 3 à 5 cen-

timètres ; en bas, par une distance de 1 centimètre au plus.

La paroi inférieure ou base du péricarde n'est
pas en tous points en rapport avec le cœur ; il

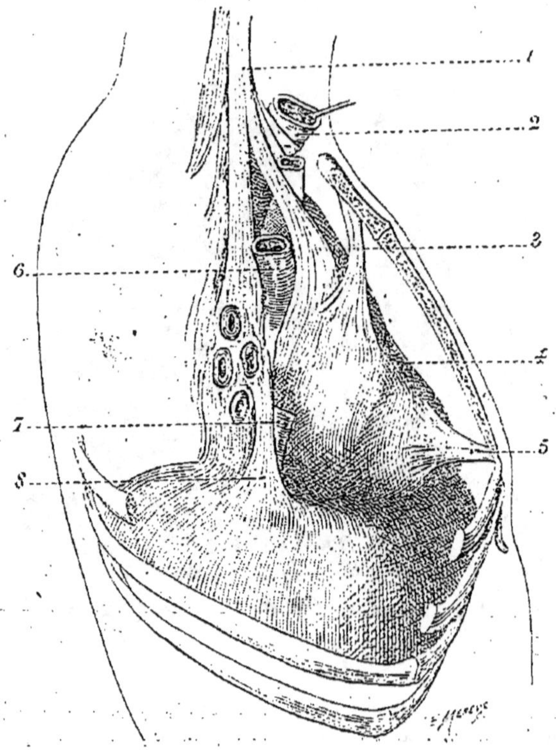

FIG. 18. — Vue latérale du thorax pour montrer les attaches du péricarde
(d'après Teulleben et Poirier).]

1, ligament vertébro-péricardique ou de Béraud ; 2, aorte ; 3, ligaments
sterno-péricardiques supérieurs ou de Luschka ; 4, face antérieure du
péricarde ; 5, ligaments xipho-péricardiques ou ligaments sterno-péricardiques inférieurs ; 6, veine cave supérieure ; 7, veine cave inférieure ;
8, ligaments phréno-péricardiques latéraux ou de Teutleben.

existe en avant un cul-de-sac au niveau duquel
la séreuse s'adosse à elle-même dans une étendue
de 1 à 2 centimètres. Ce cul-de-sac s'accentue

en cas d'épanchement; il s'ensuit qu'on peut pénétrer directement dans le cul-de-sac sans blesser le muscle cardiaque. Nous insistons sur

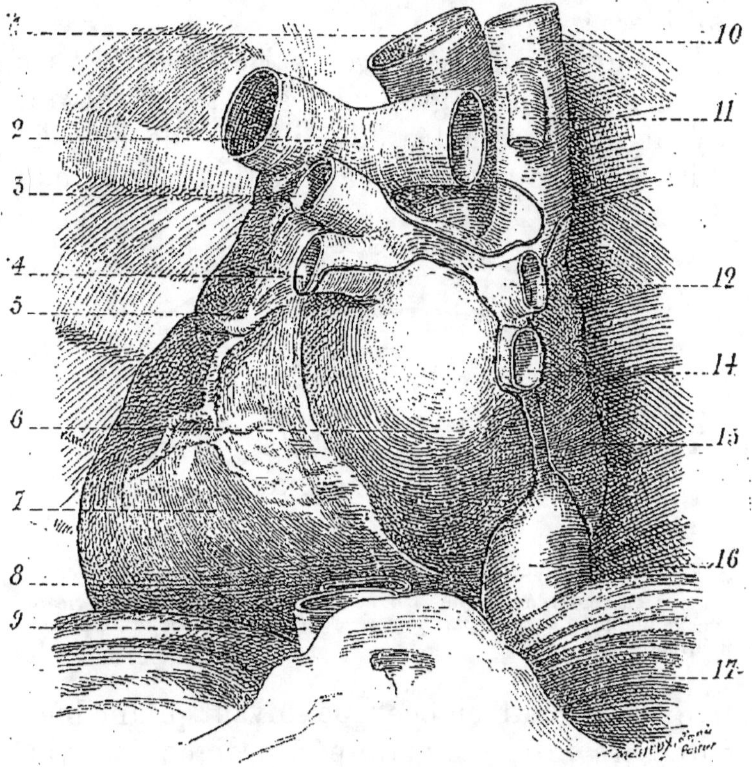

FIG. 19. — Ligne de réflexion du péricarde pariétal sur la base du cœur (d'après Poirier).

1, aorte; 2, artères pulmonaires; 3, 4, veines pulmonaires gauches; 5, auricule gauche; 6, oreillette gauche; 7, ventricule gauche; 8, œsophage; 9, aorte; 10, veine cave supérieure; 11, azygos; 12, 14, veines pulmonaires droites; 15, oreillette droite; 16, veine cave inférieure; 17, diaphragme.

ce point parce que certains auteurs, à tort selon nous, écrivent que le péricarde « est si intimement accolé au cœur qu'il a les mêmes limites ». Le péricarde pariétal ne s'applique pas en tous points sur le cœur : il s'applique aussi à lui-même, constituant des culs-de-sac qui ont une grosse importance pathologique, et peuvent être traversés par un instrument sans que le cœur soit blessé.

La réflexion du péricarde pariétal sur la base du cœur et sur ces gros vaisseaux, se fait suivant une ligne tourmentée dont il est utile pour le chirurgien de connaître la situation approxima-

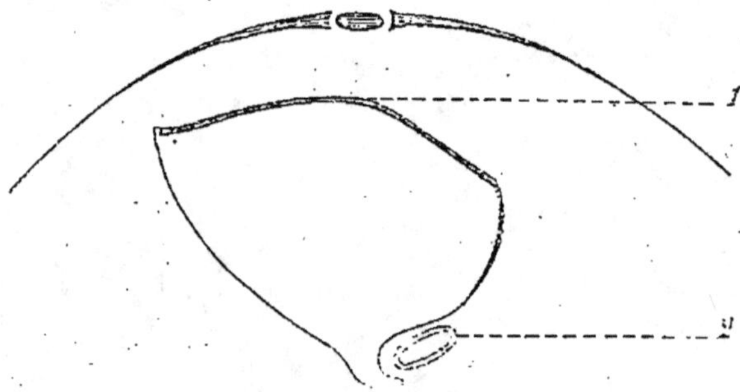

Fig. 20. — Surface péricardique du diaphragme (d'après Poirier).

1, le trait renforcé indique la ligne d'adhérence intime du péricarde avec le diaphragme (lig. phréno-péricardique antérieur); 2, veine cave inférieure.

tive; on conçoit, en effet que suivant qu'une blessure sera intra ou extra-péricardique, les symptômes seront différents et la conduite à tenir pourra varier : dans le premier cas, ce seront les symptômes de compression cardiaque; dans le second, des symptômes d'hémorragie qui auront chance de tenir la première place.

Le point de réflexion le plus élevé du péricarde correspond à la face postérieure de l'origine du tronc brachio-céphalique; d'après Luschka, ce point se projetterait sur la paroi à la hauteur du milieu de la poignée sternale. L'aorte jusqu'à l'origine du tronc brachio-céphalique, l'artère pulmonaire jusqu'à sa division, se trouvent enveloppées par le péricarde : leur blessure déterminera un hématome de la séreuse. Les autres vaisseaux, en rapport avec la base du cœur, sont recouverts par le péricarde sur leur face antérieure, et dans une étendue plus ou moins grande.

Le péricarde a une épaisseur de 1 millimètre ; il est bon de se souvenir de sa consistance ferme et de sa couleur d'un blanc mat, qui suffit à le distinguer de la plèvre, laquelle est transparente.

7° Cœur.

Le cœur se projette suivant une figure différant un peu de celle du péricarde.

D'après Henke[1], Luschka[2], Braune, Giacomini, Antonelli[3], Testut et Poirier, cette projection correspondrait, avec quelques variantes pour chaque auteur, à un quadrilatère ainsi limité :

Le côté supérieur en est horizontal ; ses extrémités se trouvent dans le 2e espace, à 2 centimètres environ de chaque côté du sternum.

Le bord inférieur oblique en bas et à gauche, s'étend de l'articulation sternale du 5e cartilage droit à la pointe du cœur ; celui-ci est un peu en dehors du mamelon, à 8 centimètres de la ligne médiane. C'est cette ligne, limitant en bas la pro-

1. Henke, *Topograph. anat. des Menschen*, Berlin, 1884, s. 250.
2. Luschka, *Loc. cit.*
3. Antonelli, *Anatomia topografia del cuore*, Napoli, 1890.

jection du cœur, que Delorme et Mignon placent
à un travers de doigt au-dessus de celle qui correspond à la base du péricarde et parallèlement
à elle.

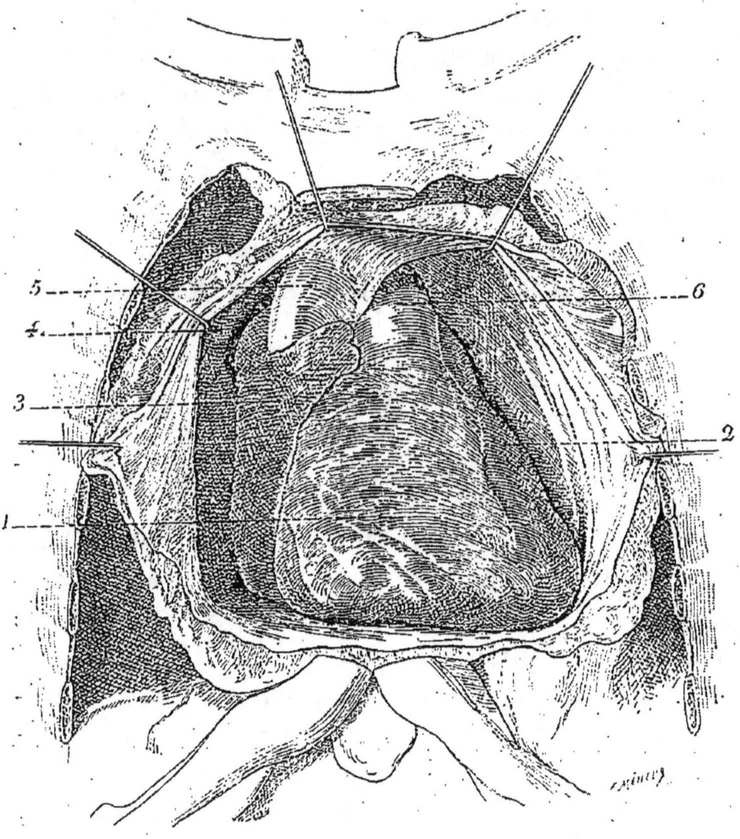

Fig. 21. — Le cœur vu en place après ouverture du péricarde
(d'après Poirier).

1, ventricule droit; 2, ventricule gauche ; 3, oreillette droite; 4, veine
cave inférieure ; 5, aorte ; 6, artère pulmonaire.

Les bords droit et gauche du quadrilatère
réunissent les extrémités des lignes ci-dessus.
La topographie cardio-thoracique a été longue-

ment étudiée par Pirogoff[1], Luschka[2], Braune[3], Carlo Giacomini[4], Haynes[5], Merkel[6], et enfin Poirier dans son traité d'anatomie.

Qu'il nous suffise pour l'instant de rappeler

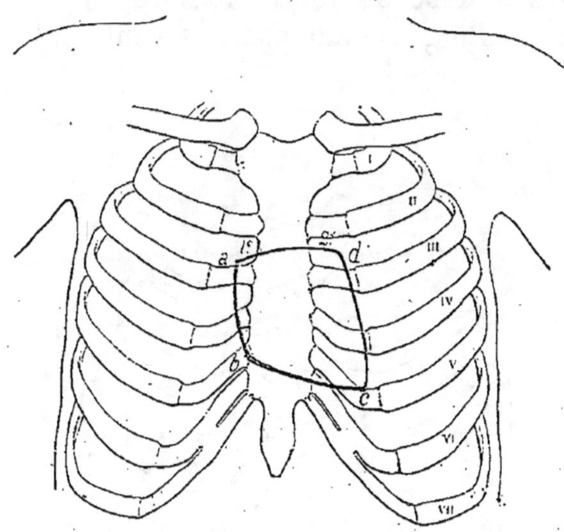

FIG. 22. — Espace précordial (d'après Testut).

Point *a*, sur le bord supérieur du 3ᵉ cartilage costal droit, à 1 centimètre du bord droit du sternum; point *b*, au niveau de l'articulation sternale du 5ᵉ cartilage costal droit; point *c*, au niveau de la pointe du cœur, facile à déterminer sur le vivant. Sur le cadavre on le placera sur le bord supérieur du 5ᵉ cartilage costal gauche, à 8 centimètres en dehors de la ligne médio-sternale; point *d*, dans le 2ᵉ espace intercostal gauche à égale distance de deux cartilages qui constituent cet espace et à 2 centimètres du bord gauche du sternum.

que le ventricule droit occupe de beaucoup la

1. Pirogoff, *Loc. cit.*
2. Luschka, *Loc. cit.*
3. Braune, *Topograph. anatomischer Atlas*, Leipzig, 1875.
4. Carlo Giacomini, *Topographia del cuore*, Torino, 1886.
5. Haynes, *The relations of the heart and lungs to the anterior chest wall*, (*New-York med. Journ.*, 11 novembre 1893, p. 562 et 9 déc. p. 687).
6. Merkel, *Handbuch der topographischen Anatomie*, Halle et Berlin, 2ᵉ vol., 2ᵉ fasc., 1896.

plus grande partie de la face antérieure et que
c'est lui qui se trouve le plus souvent blessé dans
les traumatismes.

En haut et en arrière la projection de l'oreillette droite déborde un peu le bord du sternum.
Le ventricule gauche dépasse le ventricule droit

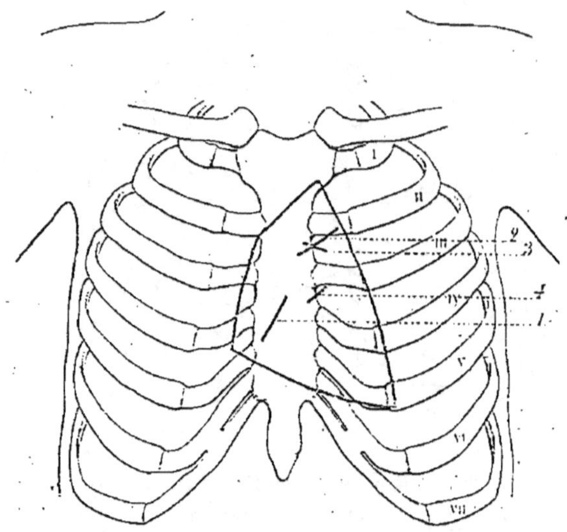

Fig. 23. — Projection du cœur et des orifices cardiaques
(d'après la description de Luschka).

1, orifice auriculo-ventriculaire droit; 2, orifice auriculo-ventriculaire
gauche; 3, orifice pulmonaire ; 4, orifice aortique.

dans une petite étendue, correspondant aux
espaces intercostaux gauches.

L'artère et la veine coronaires antérieures se
trouvent, elles aussi, protégées par le sternum
dans une certaine étendue. D'après Poirier, le
sillon auriculo-ventriculaire correspondait à une
diagonale réunissant, dans le quadrilatère que
nous venons de décrire, l'angle supérieur gauche
à l'angle inférieur droit.

Si les traumatismes antérieurs sont ceux qui le plus souvent provoquent des blessures du cœur, celles-ci peuvent toutefois être causées

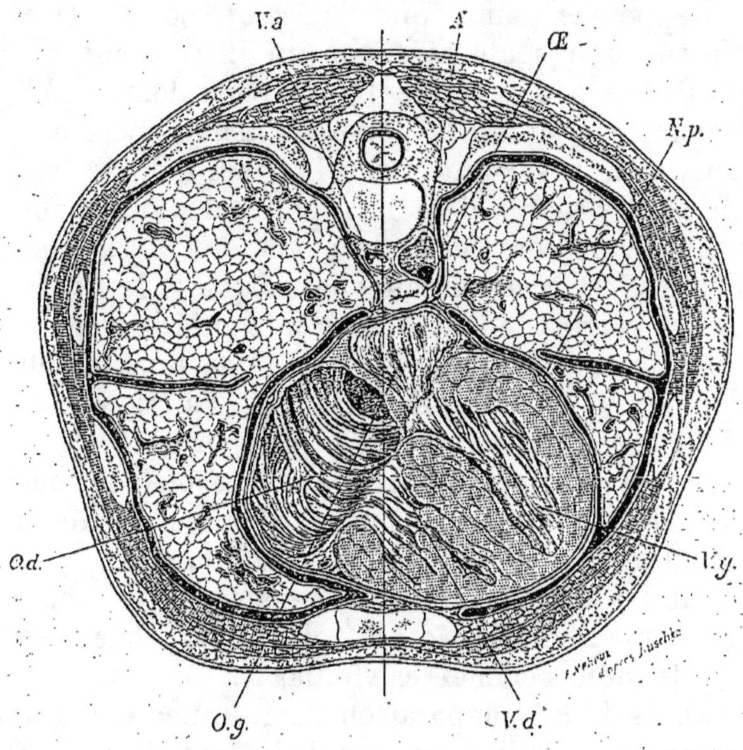

FIG. 24. — Coupe horizontale du thorax d'un nouveau-né au niveau de la 8ᵉ dorsale (d'après Luschka in Poirier).

A, aorte ; Œ, œsophage ; V. a, veine azygos ; O. g, oreillette gauche O. d, oreillette droite ; V, g, ventricule gauche ; V. d, ventricule droit

par un instrument pénétrant sur les parties latérales de la colonne vertébrale, ou à travers cette dernière. Ce sont les oreillettes et surtout l'oreillette gauche, qui se trouvent proches des corps vertébraux ; elles peuvent être atteintes par un traumatisme agissant plus bas que l'apophyse épineuse de la 4e vertèbre dorsale et plus haut que l'apophyse épineuse de la 8e; ce sont les vertèbres cardiaques de C. Giacomini [1].

Rappelons enfin que le cœur pourra être blessé, non seulement par un instrument ou projectile pénétrant le thorax latéralement, et traversant d'abord le poumon; mais encore par ceux qui, traversant la paroi abdominale de bas en haut, atteindraient les ventricules qui reposent sur le sommet de la coupole diaphragmatique. C'est à ce niveau que se trouve le *lit du cœur* [2] correspondant à la foliole antérieure et à une partie des folioles latérales : c'est un triangle curviligne à base antérieure, dont l'angle postérieur répond à la veine cave inférieure [3].

Nous verrons plus loin les modifications de situation du cœur que peuvent déterminer certaines affections : faisons seulement remarquer ici que le cœur est susceptible de se déplacer physiologiquement : sa situation est plus élevée chez les sujets jeunes et chez les vieillards.

On sait la comparaison de Laënnec entre le cœur et le poing, qui devaient être de même volume, d'après lui, chez un individu bien conformé. Depuis lors, on a repris cette comparaison et tenté de démontrer que les mêmes causes physiologiques qui font varier le volume du cœur modifient dans le même sens celui du poing [4].

---

1. Carlo Giacomini, *Topografia del cuore*, Torino, 1886.
2. Pansch, *Anatom. Vorlesungen*, B. 1, s. 117-150, Berlin, 1884.
3. Poirier, *Loc. cit.*, p. 619.
4. Stieba, Thèse de Toulouse, 1891.

Les déplacements du diaphragme ont une influence sur la situation du cœur : c'est parceque le diaphragme est refoulé et que sa convexité est augmentée dans la flexion du corps en avant, que le cœur se trouve un peu remonté. Il descend dans les fortes inspirations en même temps qu'il subit un mouvement de torsion suivant son axe longitudinal : le bord gauche et supérieur tend à se porter en avant.

C'est encore par l'intermédiaire du diaphragme que s'explique l'influence de la distension de l'estomac sur le cœur : celui-ci est soulevé et subit un mouvement de torsion en sens inverse du précédent, c'est-à-dire que c'est le bord droit et inférieur qui tend à se porter en avant.

III. — MODIFICATIONS PATHOLOGIQUES.

Topographie de l'espace interpleural au cours de différentes affections.

Nous devrions, pour suivre le même ordre que sur le sujet sain, envisager successivement les modifications pathologiques qui peuvent survenir du côté des culs-de-sac pleuraux, du diaphragme, du péricarde.

Mais cette étude serait longue, et, à vrai dire, ce qui intéresse surtout le chirurgien, ce sont les modifications de dimension et de situation qui peuvent survenir au niveau de cet espace triangulaire, limité latéralement par les plèvres, en bas par la projection du cul-de-sac péricardique et qui correspond à la région par laquelle on peut atteindre le péricarde sans intéresser les plèvres.

C'est la forme et la situation de cet espace interpleural, dont nous allons étudier successivement les modifications au cours des diverses

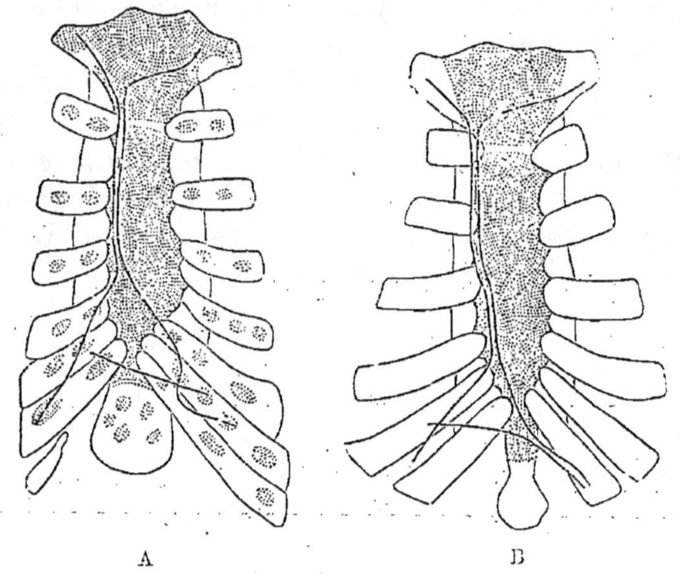

Fig. 25. — Situation anormale des culs-de-sac pleuraux.
Adhérences au niveau de la plèvre droite. Cul-de-sac droit porté à droite.

lésions des plèvres, du médiastin, de l'abdomen, du péricarde. Les résultats que nous mentionnóns sont fournis en partie par les recherches de Delorme et Mignon et surtout par celles de Voïnitch-Sianojentzky.

1° **Influence des adhérences pleurales.** — Il résulte des recherches de Voïnitch-Sianojentzky que l'espace interpleural est modifié dans sa

forme et ses dimensions par l'influence des adhérences pleurales.

Ces adhérences siègent-elles sur la plèvre
droite, le cul-de-sac pleural sera rejeté à droite
(fig. 25).

Inversement, les adhérences de la plèvre

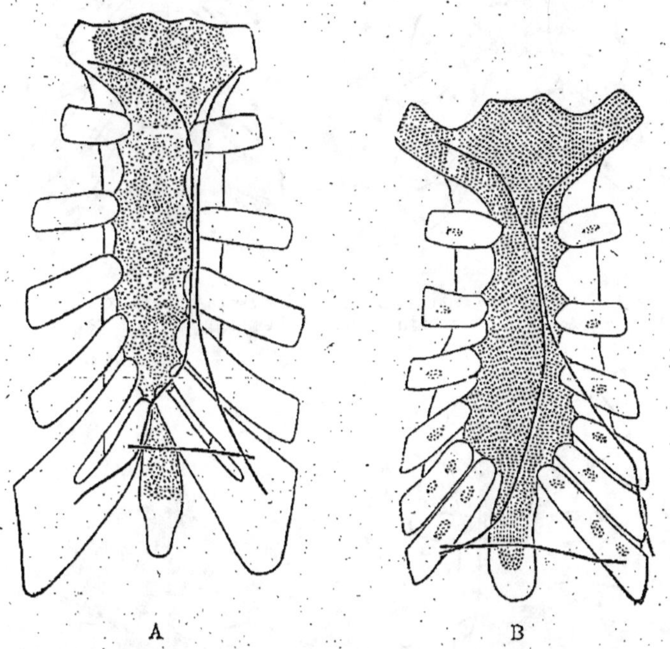

FIG. 26. — Situation anormale des culs-de-sac pleuraux. Adhérences au
niveau de la plèvre gauche; cul-de-sac gauche dévié à gauche.

gauche rejettent à gauche le cul-de-sac gauche
(fig. 26).

Les adhérences des deux plèvres écartent les
culs-de-sac pleuraux et augmentent de ce fait la
largeur de l'espace interpleural (fig. 27).

Les adhérences de la plèvre modifient d'autant
plus la situation des culs-de-sac antérieurs,

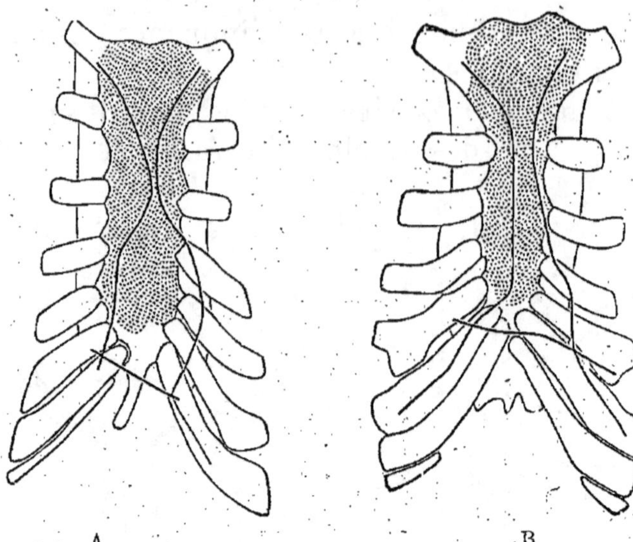

A   B

Fig. 27. — Situation anormale des culs-de-sac pleuraux. Les deux plèvres présentent des adhérences ; l'espace interpleural est augmenté d'étendue.

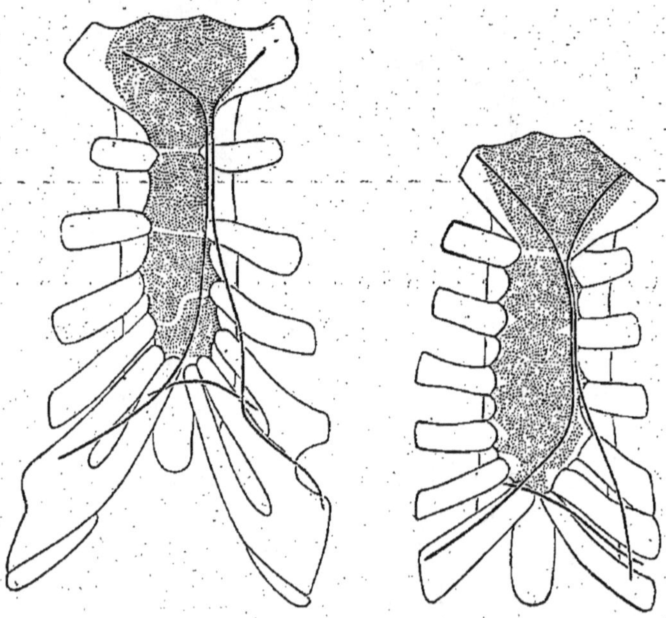

A

Fig. 28. — Situation anormale des culs-de-sac pleuraux. La plèvre droite est le siège d'un épanchement pleurétique ; le cul-de-sac droit est porté à gauche.

qu'elles sont plus anciennes, plus solides et plus étendues.

2° **Influence des épanchements pleuraux.** — Les épanchements pleuraux modifient la situation des culs-de-sac à l'inverse des adhérences.

La pleurésie droite avec épanchement repousse le cul-de-sac droit à gauche (fig. 28).

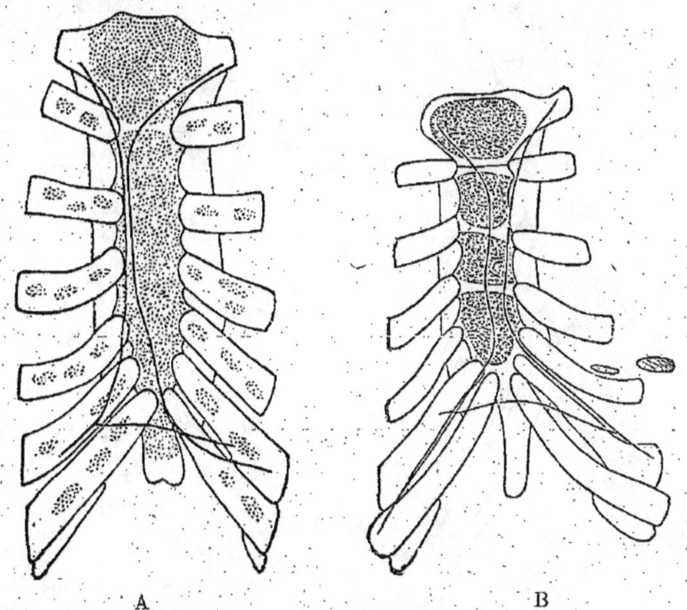

A   B

Fig. 29. — Situation anormale des culs-de-sac pleuraux. La plèvre gauche est le siège d'un épanchement pleurétique; le cul-de-sac gauche est porté à droite.

La pleurésie gauche avec épanchement repousse le cul-de-sac gauche à droite (fig. 29).

Le déplacement est peu considérable dans les petits épanchements ainsi que dans le pneumothorax.

Sous l'influence d'un double épanchement pleurétique, les deux culs-de-sac pleuraux tendent à se rapprocher et l'espace interpleural diminue de largeur (fig. 30). En même temps le péricarde s'éloigne de la paroi sternale ainsi que l'indiquent plusieurs planches de Pirogoff.

Mais les culs-de-sac pleuraux ne sont pas seuls à être déplacés par l'épanchement pleural :

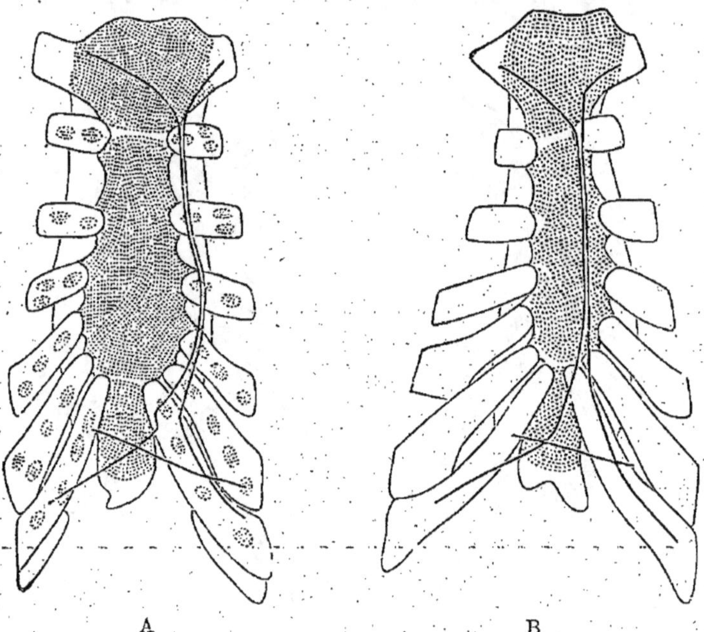

Fig. 30. — Situation anormale des culs-de-sac pleuraux. Les deux plèvres sont le siège d'un épanchement. L'espace interpleural tend à disparaître. Le diaphragme est abaissé.

la paroi inférieure du péricarde est, elle aussi, repoussée en bas.

Si l'épanchement siège dans la plèvre droite, la paroi diaphragmatique du péricarde tend à devenir horizontale ; si l'épanchement est à gauche, l'obliquité de cette paroi augmente (fig. 31).

Il résulte de ces constatations anatomiques que la région accessible du péricarde apparaîtra toujours en dehors du bord gauche du sternum, au cas d'épanchement de la plèvre droite; si c'est la plèvre gauche qui contient du liquide,

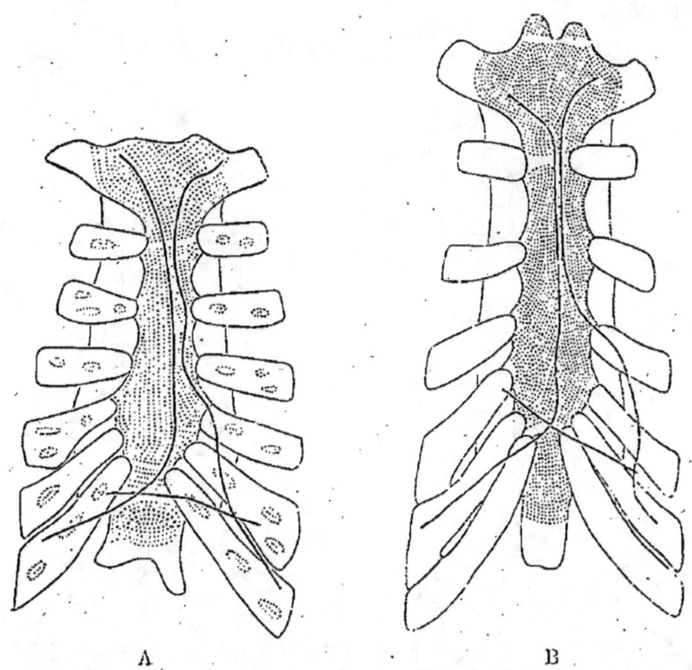

Fig. 31. — La ligne de projection diaphragmatique est non seulement abaissée par l'épanchement pleural, mais sa direction se trouve modifiée; elle se rapproche de l'horizontale si le plus grand épanchement est à droite (*a*), de la verticale s'il se trouve à gauche (*b*).

la région en question sera cachée par le sternum ou même apparaîtra en dehors de son bord droit.

Ce serait une erreur d'espérer qu'il suffise d'une ponction de la plèvre pour rendre à chaque organe sa situation normale.

3° Influence des lésions pulmonaires. — La pneumonie, la congestion pulmonaire, l'apo-

plexie, la tuberculose, l'emphysème, peuvent
déterminer quelques modifications dans la situation des culs-de-sac, modifications analogues à
celles produites par les épanchements pleuraux,
mais beaucoup moins accentuées qu'en ce dernier cas.

Ce qui demande à être retenu en pratique,

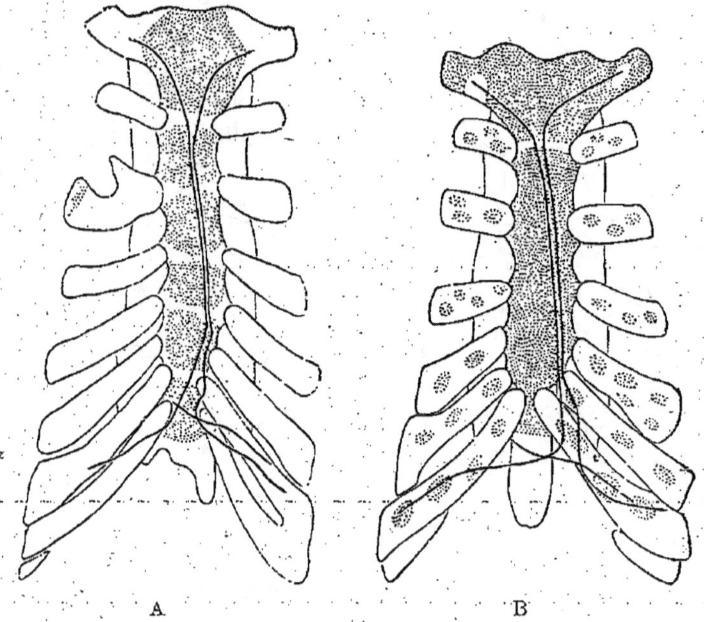

Fig. 32. — Disposition des culs-de-sac pleuraux chez les sujets très
débilités ; le triangle interpleural est remplacé par un espace étroit et
allongé caché derrière le sternum.

c'est que, sauf dans l'emphysème, les lésions pulmonaires seraient insuffisantes pour effacer le
triangle interpleural.

4° Influence de quelques autres affections. —
Chez les sujets *très débilités* et amaigris, l'espace
interpleural changerait de forme et le triangle

serait remplacé par un espace étroit et allongé derrière le sternum (fig. 32).

En cas de *scoliose*, on trouve le triangle remplacé par un espace large à bords latéraux parallèles, tout entier caché derrière le sternum (fig. 33).

Lors de *néoformations* ou d'*épanchements*

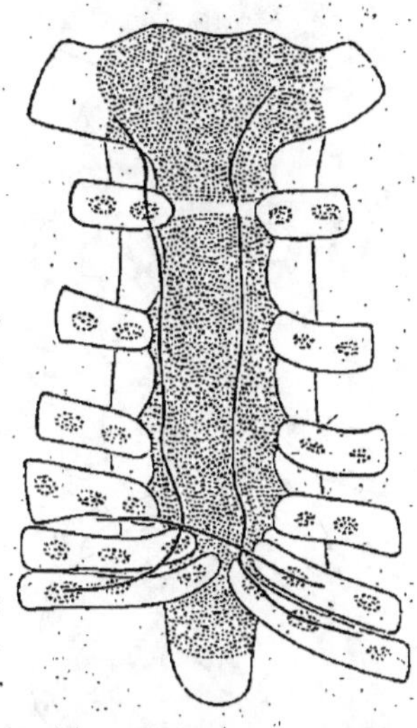

Fig. 33. — Forme habituelle de l'espace interpleural dans la scoliose.

abdominaux, les modifications portent sur la base du triangle interpleural qui remonte du fait même du déplacement du diaphragme (fig. 34, épithélioma primitif du foie). Cette déformation est suffisante pour que, dans un cas comme celui-ci, une ponction dans le 5e espace pénètre, non pas dans le péricarde, mais dans l'abdomen.

Il faut toutefois considérer comme rares ces déplacements du diaphragme et du fond du péricarde. Quant à l'influence de la *grossesse*, au huitième mois la région paraît avoir gardé sa disposition normale.

5° Influence de l'hypertrophie du cœur. — L'hypertrophie du cœur augmente la largeur de l'espace interpleural (fig. 35). Toutefois, il n'existe pas de rapports directs et constants

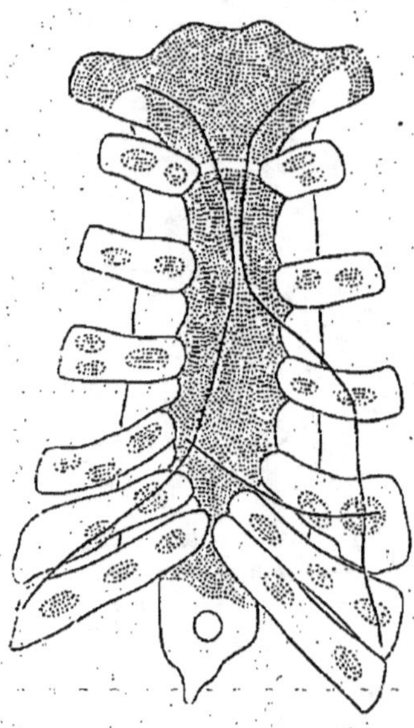

Fig. 34. — Modification dans la situation du triangle interpleural par suite d'un épanchement ou d'une néoformation intrapéritonéale (épithélioma primitif du foie). La base du triangle est remontée.

entre le volume du cœur et l'écartement des plèvres ; d'autre part, il faut tenir compte de la fréquence des épanchements pleuraux au cours des affections susceptibles d'augmenter le volume du cœur.

Parfois l'espace interpleural déborde le sternum à droite (fig. 35 a), mais c'est sans diminuer l'espace accessible à gauche. Le médiastin anté-

rieur se trouve en pareil cas élargi sur place,
et non pas rejeté à droite ou à gauche.

6° Influence des épanchements du péricarde. —
Les changements apportés à la topographie de la
région par les épanchements du péricarde' intéressent d'autant plus le chirurgien que c'est le
plus souvent pour eux qu'il pratique une inter-

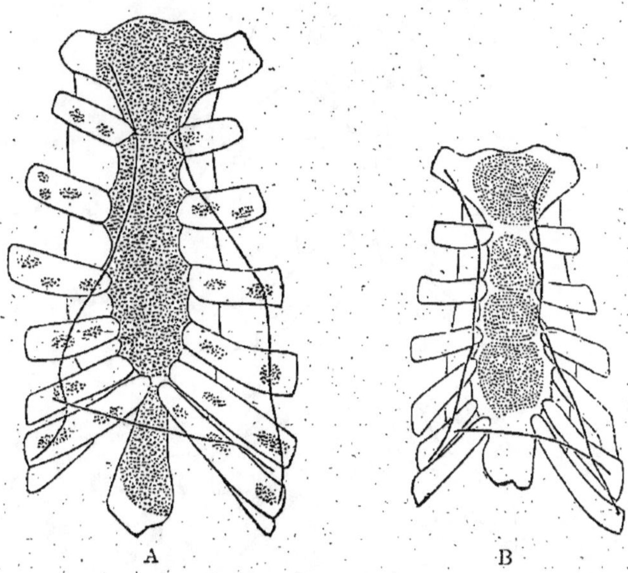

Fig. 35. — L'espace interpleural élargi sur place par suite
de l'hypertrophie du cœur.

vention sur le péricarde. Or, les auteurs s'en-
tendent mal sur les modifications qu'un épanchement péricardique peut faire subir à la forme
et à la situation du triangle interpleural.

Delorme et Mignon ne pensent pas que la
distension du péricarde puisse en rien modifier
la situation des culs-de-sac pleuraux. Ils citent
certains cas où un épanchement considérable,

tout en augmentant beaucoup le diamètre de
la séreuse, ne serait pas parvenu à écarter les
culs-de-sac pleuraux l'un de l'autre.

Telle n'est pas l'opinion de Voïnitch-Sianojentzky; pour lui, si Delorme et Mignon ont
abouti à de pareilles conclusions, c'est qu'ils

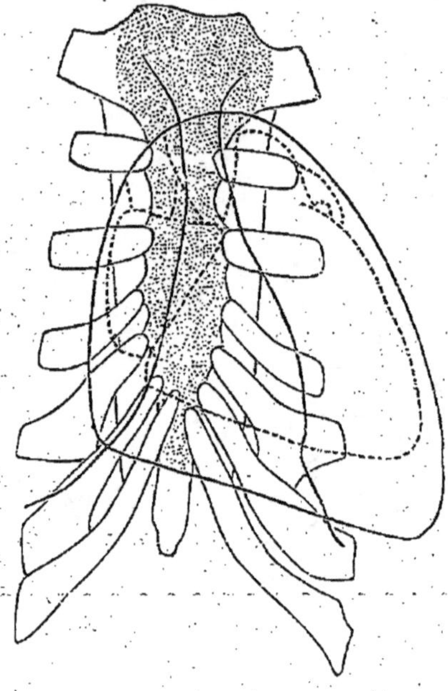

Fig. 36. — Influence ordinaire de la péricardite à épanchement sur la
situation des plèvres. L'espace interpleural est élargi. La ligne
pleine correspond au péricarde. La ligne pointillée au cœur.

n'ont pas tenu compte des lésions concomitantes, en particulier, des épanchements pleuraux qui agissent en sens inverse de la péricardite; mais sous la seule influence de celle-ci,
les culs-de-sac pleuraux ont une tendance marquée à modifier leur situation.

Ces modifications, malheureusement, sont des

plus inattendues; si, le plus souvent, cet espace

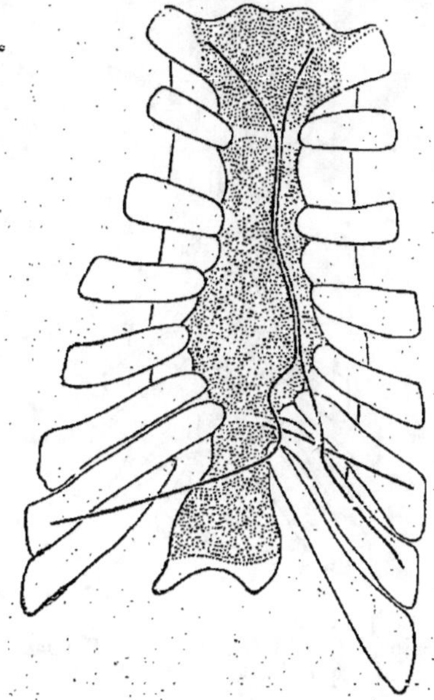

FIG. 37. — Malgré la péricardite, l'espace interpleural peut être au contraire diminué d'étendue.

se trouve élargi (fig. 36), on peut, quelque-

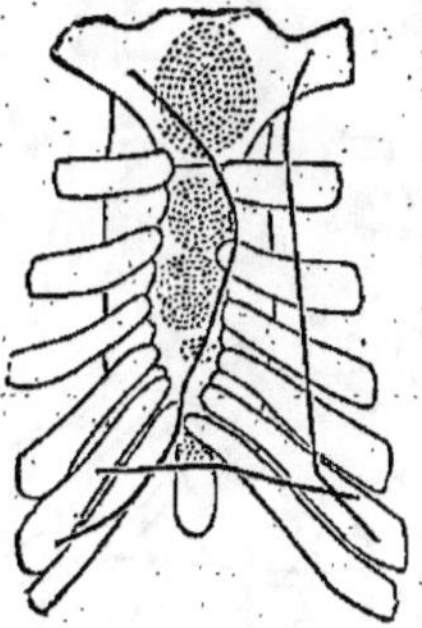

FIG. 38. — Péricardite : l'espace interpleural déborde largement le sternum à gauche.

fois, le trouver diminué (fig. 37); s'il déborde parfois franchement le bord sternal (fig. 38), on peut aussi le trouver caché derrière le sternum ;

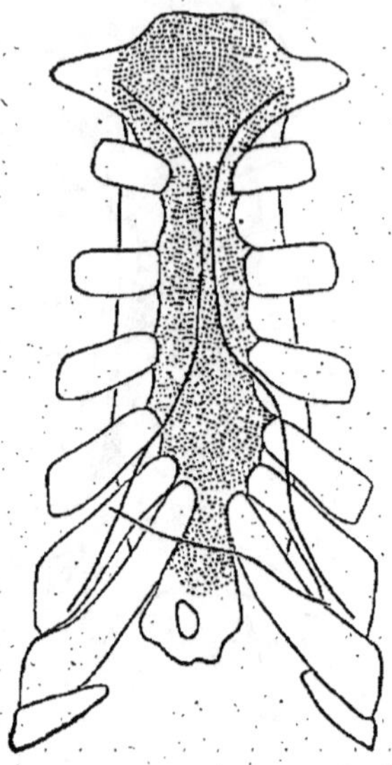

Fig. 39. — Péricardite : le grand axe de l'espace interpleural
correspond à la ligne médiane.

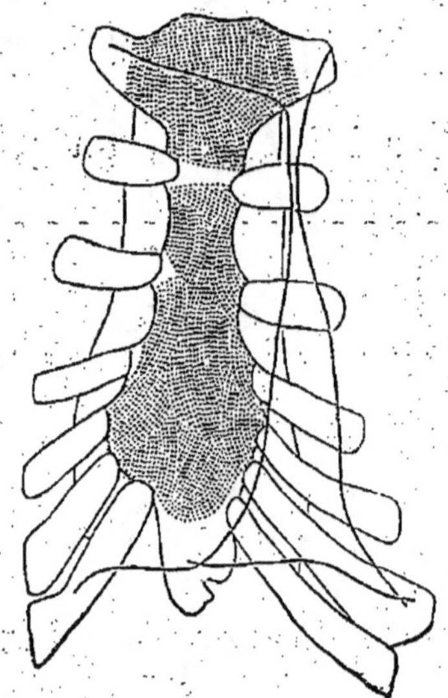

Fig. 40. — Péricardite : le grand axe de l'espace interpleural
est porté à gauche du sternum.

le grand axe de cet espace interpleural peut

coïncider avec celui de la ligne médiane (fig. 39),
mais aussi s'en éloigner beaucoup à gauche
(fig. 40), ou même à droite (fig. 41).

De pareilles variations peuvent tenir à la
forme anatomique, précédant toute lésion, et

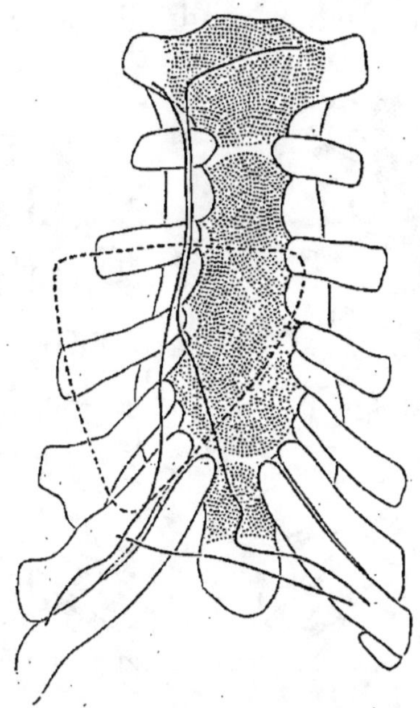

Fig. 41. — Péricardite : le grand axe de l'espace interpleural
est porté à droite du sternum.

aussi à l'abondance plus ou moins grande de
l'épanchement, mais elles tiennent probablement surtout aux lésions d'autres organes qui,
presque toujours, coexistent avec la péricardite ;
c'est pourquoi les modifications apportées par
les lésions des autres organes nous avaient paru
intéressantes à signaler tout d'abord.

Les auteurs ne s'étendent pas davantage sur les

modifications que l'épanchement peut déterminer
sur le fond du péricarde. Durand [1] admet bien que
la distension du péricarde détermine un aplatis-
sement du dôme diaphragmatique, un déplacement de ce muscle en avant, mais il ne pense pas
que la situation du cul-de sac antérieur du péricarde soit, pour cela, modifiée par rapport à la

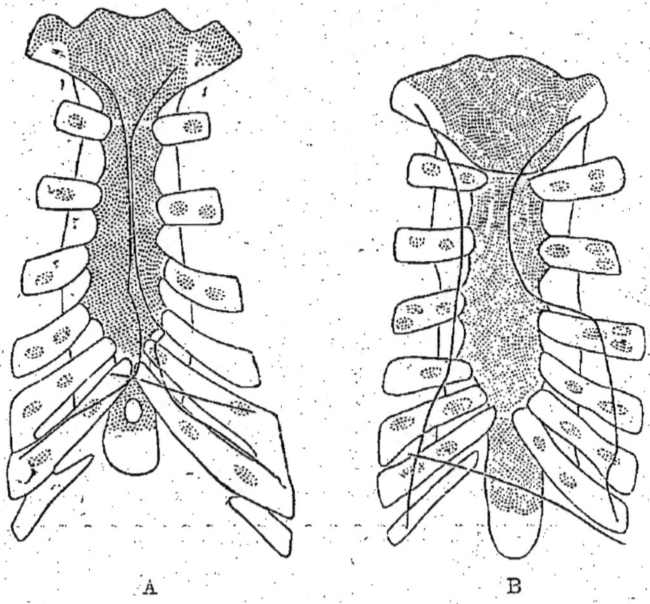

FIG. 42. — Péricardite : le 6° espace appartient au thorax dans une
grande étendue, mais il correspond tantôt à la plèvre *a* et tantôt
au péricarde *b*.

paroi costale. Le cartilage de la 6ᵉ côte resterait
toujours plus bas que le fond du péricarde et, par
cela même, il serait inutile de compléter la résection du 5ᵉ cartilage costal par celle du 6ᵉ, comme
cela est proposé.

1. Durand, *De la résection de la 5° côte pour aborder le péri-*
carde, (*Revue de chirurgie*, Paris, 1896, p. 485).

D'après Voïnitch-Sianojentzky, les conclusions de Durand tiennent à ce qu'il s'est contenté d'étudier les épanchements artificiels du
péricarde. Pour lui, l'épanchement du péricarde abaisse son cul-de-sac antérieur qui descend entre le diaphragme et la paroi thoracique.
Le 6ᵉ espace intercostal appartient alors, dans
une grande étendue, à la région thoracique,
mais tantôt il correspond à la plèvre (fig. 42 A),
tantôt au péricarde (fig. 42 B).

Rapports entre le péricarde, l'épanchement qui s'y est collecté et le cœur.

La forme, les dimensions du péricarde, ses rapports avec le cœur se trouvent singulièrement
modifiés par la présence d'un liquide dans sa cavité, qu'il s'agisse de sérosité, de pus ou de sang.

Cette question a été l'occasion d'une discussion à la Société médicale des hôpitaux [1] et d'un
travail de Ferrand [2]. On s'accorde généralement
à admettre que lorsqu'il se produit un épanchement intrapéricardique, le cœur reste suspendu
au sommet du péricarde par les gros vaisseaux;
le diaphragme s'abaisse et le liquide s'accumule
au-dessous du cœur.

Ainsi donc le cœur ne modifierait pas sa situation, sauf au cas d'adhérences. En cas d'épanchement considérable, il semblerait qu'il tendît à
s'éloigner de la paroi thoracique.

1. *Sociélé médic. des hôpit.*, Paris, 24 février 1882.
2. Ferrand, *Contribution à l'étude de la paracentèse du péricarde.* Thèse de Bordeaux, 1892.

Cette opinion n'est pas admise par tous, et Voïnitch-Sianojentzky a, dernièrement, cherché à déterminer, d'une façon précise, quelle situation prenait dans le péricarde le liquide qui s'y trouvait ; les expériences, faites avec de la gélatine qui se solidifiait par refroidissement, ont donné des résultats qui ne manquent pas d'intérêt pratique.

Il paraît utile de distinguer les cas où le péricarde communique avec l'air extérieur et ceux où il est fermé. Voyons d'abord le premier cas qui se rattache à la question pratique du drainage du péricarde : le liquide se comporte de façon différente, suivant qu'il s'agit d'un petit ou d'un grand épanchement et suivant que le sujet est couché ou debout.

Si l'on introduit 12 à 20 grammes de gélatine dans le péricarde du cadavre assis, on constate, après ouverture du sujet, que la gélatine est allée se solidifier dans le cul-de-sac péricardique antéro-inférieur, en particulier du côté gauche, à cause de l'obliquité de la paroi diaphragmatique du péricarde.

Introduit-on la même quantité de liquide, alors que le sujet est étendu sur le dos ? La gélatine va se solidifier sur le bord droit, de l'oreillette et du ventricule droit, dans le sillon auriculo-ventriculaire, et surtout entre les origines des gros vaisseaux de la base.

Ainsi donc, chez un sujet étendu sur le dos, les points les plus déclives sont représentés par la base du cœur et les gros vaisseaux qui en sortent.

Supposons maintenant que, chez un sujet couché, nous remplissions le péricarde de gélatine liquide ; en se solidifiant, elle enrobera le cœur, mais l'épaisseur de cette couche enveloppante sera surtout considérable le long de l'oreillette et du ventricule droits ; d'autre part, la paroi postérieure du péricarde offre deux dépressions placées de part et d'autre de la colonne vertébrale, celle de droite plus profonde que celle de gauche.

Si l'on répète la même expérience sur le sujet assis, la gélatine ira se solidifier entre le cœur et la paroi diaphragmatique du péricarde. Quant au bord inférieur du ventricule droit, il se rapproche beaucoup de la paroi thoracique, et c'est là un point important, qui explique bien pourquoi il peut ne pas être possible de glisser une mèche de gaze dans le péricarde, le malade étant assis, et très facile de le faire avec une pince recourbée, alors que le malade est couché. D'autre part, on voit quel rôle utile ce tampon peut remplir en empêchant le cœur de venir boucher la plaie et gêner l'écoulement du liquide.

Si maintenant on cherche quelle situation peut prendre le contenu du péricarde, alors que celui-ci n'est pas en communication avec l'air extérieur, on constate les plus grandes variations, suivant la quantité de liquide injecté.

Supposons qu'on laisse 400 grammes de gélatine liquide dans le péricarde d'un adulte couché sur le dos. Ce liquide se collecte et se solidifie en deux points différents, comme le montre bien la figure 43.

En bas, le liquide sépare le cœur du diaphragme, mais distend surtout le cul-de-sac antérieur.

En haut, la gélatine se collecte entre la face antérieure du cœur et la paroi péricardique : son épaisseur atteint 1 ou 2 centimètres.

Entre ces deux collections, l'une supérieure, l'autre inférieure, le cœur se rapproche de la paroi, sans cependant entrer en contact. Or, ce

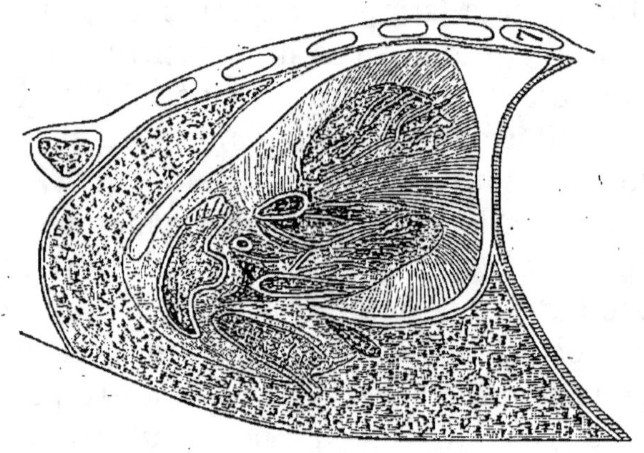

FIG. 43. — Péricarde fermé contenant 400 grammes de liquide : sujet couché sur le dos (d'après Voïnitch).

point où le cœur est le plus voisin de la paroi, à quel espace correspond-il? Au cinquième; c'est donc en ponctionnant dans le 5ᵉ espace que les chances de blesser le cœur sont les plus grandes. A ce point de vue, le 4ᵉ espace serait préférable; mais c'est surtout le 6ᵉ espace qu'il sera avantageux de choisir, pour cette raison et pour d'autres que nous indiquerons plus tard.

La figure 44 montre que, si le sujet est assis au lieu d'être couché, le liquide tend à se porter en bas, mais sans que les déductions chirurgicales sur lesquelles nous venons d'insister en soient modifiées.

Que maintenant on injecte sur un autre sujet couché une petite quantité de liquide (60 centimètres cubes), celui-ci se répandra sur toutes

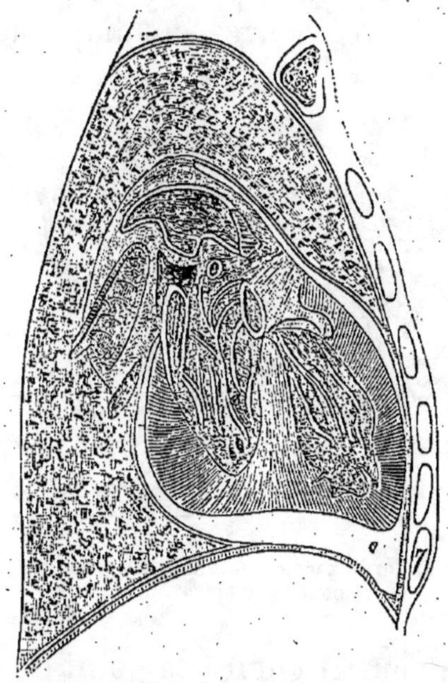

FIG. 44. — Péricarde fermé contenant 400 grammes de liquide : sujet assis (d'après Voïnitch).

les parois du péricarde en une mince couche, sauf en deux points, où il aura tendance à se collecter davantage : dans le cul-de-sac supérieur, au niveau duquel le péricarde se réfléchit sur les gros vaisseaux, et, d'autre part, dans le cul-de-sac antéro-inférieur, au niveau duquel le péricarde passe du diaphragme sur la paroi thoracique antérieure (fig. 45).

4.

Si la même expérience est faite sur le sujet
debout (fig. 46), le liquide tend à s'accumuler
à la pointe du cœur.

De ces expériences, il résulte que l'incision
du péricarde aura d'autant plus de chance d'en
permettre l'évacuation qu'elle sera faite plus
près du diaphragme et plus à gauche, vu l'obliquité de la paroi péricardo-diaphragmatique.

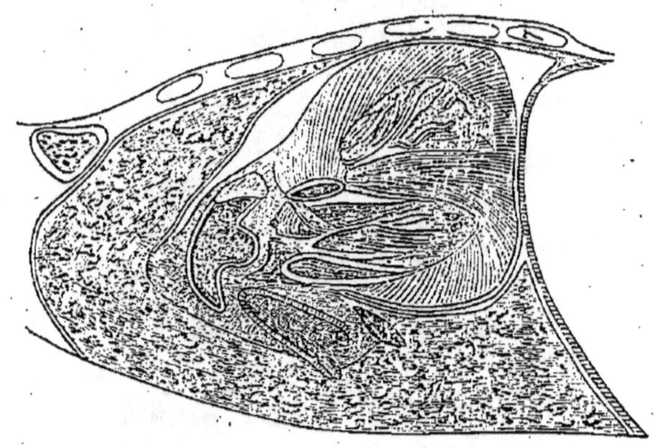

FIG. 45. — Péricarde fermé contenant 40 grammes de liquide :
sujet couché (d'après Voïnitch).

Mais on ne peut atteindre ce point déclive qu'en
traversant la plèvre? du moins devra-t-on s'en
rapprocher autant que possible, si l'épanchement
abondant a refoulé la plèvre et permet d'éloigner l'incision du bord gauche du sternum.

Des mêmes expériences, il résulte qu'aussitôt
après la péricardotomie, il y aura avantage à
faire que le thorax se rapproche de la verticale.

Au cas d'incisions haut placées, comme celle
pratiquée dans le 2e espace intercostal, on constate que l'écoulement est nul dans la position

assise; insuffisante, si le sujet est couché sur le dos; possible seulement, le sujet étant sur le ventre, la tête basse. Si donc, on devait laisser le malade étendu sur le dos, après l'opération, l'écoulement se ferait moins mal en cette position, après une incision élevée qu'après une

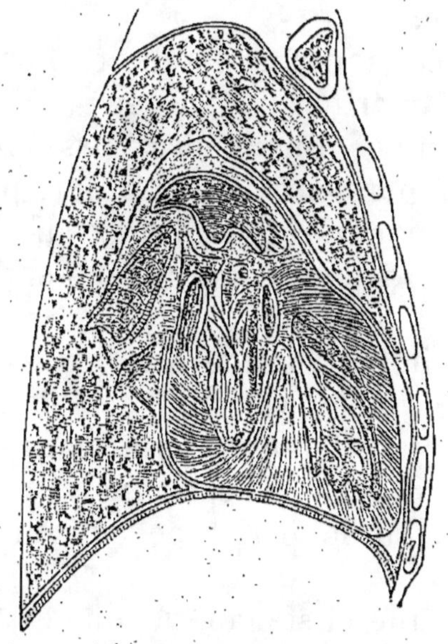

Fig. 46. — Péricarde fermé contenant 40 grammes de liquide : sujet debout (d'après Voïnitch).

incision basse; mais la différence serait médiocre; l'écoulement reste mauvais dans les deux cas, et le mieux est de renoncer aux incisions hautes, de pratiquer l'incision basse et de faire asseoir le malade : c'est, d'ailleurs, la situation que lui-même préférait, le plus souvent, avant l'opération; il est vrai qu'il n'en est généralement plus de même ensuite, alors que la dyspnée a disparu.

Le liquide contenu dans le péricarde ne s'évacuerait jamais complètement après une ponction
et même une incision : aussi, ferait-on toujours
en clinique une erreur sur l'abondance de
l'épanchement; c'est pour faciliter le drainage
du péricarde que la mèche de gaze, introduite
au point le plus déclive, aurait un avantage
considérable.

Ces données, fournies par des recherches expérimentales, méritent qu'on en tienne compte
dans la pratique; il ne faudrait pas, toutefois, en
exagérer la portée, et l'on ne doit pas oublier
que, sur le vivant, de nombreux éléments physiologiques viennent compliquer l'expérience et
en modifier le résultat.

La quantité de liquide que peut contenir le
péricarde est fort variable; en clinique, ces
épanchements atteignent assez souvent 1 litre,
sans parler des cas exceptionnels, comme celui
de Vernay, où le péricarde en contenait plus
de 4.

Le péricarde distendu va du 1er espace au
7e cartilage; il déborde à droite le sternum de
2 à 3 centimètres, et dépasse plus ou moins la
ligne que nous avons indiquée comme le limitant à gauche.

Les fausses membranes qui le peuvent doubler augmentent singulièrement son épaisseur
et sa résistance, au point de faire penser, au
cours d'une opération, qu'il s'agit d'une symphyse cardiaque.

Les adhérences que jusqu'ici on considérait
comme relativement rares, seraient fréquentes,

au dire de Delorme et Mignon, et si, parfois,
elles se présentent sous forme de longues tra-
vées, cloisonnant le péricarde, elles affectent
aussi quelquefois celles de larges plaques, modi-
fiant la situation du cœur et pouvant être la cause
de cruels mécomptes au cours d'une intervention.

CHAPITRE II

PONCTION DU PÉRICARDE

I. — MANUEL OPÉRATOIRE.

Choix de l'instrument.

Pendant assez longtemps on s'est servi, pour la paracentèse, du même trocart à baudruche que pour l'hydrocèle et Aran paraît être un des premiers à avoir eu conscience de l'avantage du trocart capillaire. En Amérique, on a conseillé d'utiliser la seringue de Pravaz; elle nous semble vraiment devoir être insuffisante, sauf en ce qui est de la ponction exploratrice.

Le trocart capillaire ne pouvait donner de bons résultats qu'à partir du moment où l'on employa le vide, mais il reste insuffisant alors qu'il s'agit d'évacuer du pus un peu épais ou grumeleux. Il est vrai que dans ce cas ce n'est pas la ponction qui paraît indiquée.

Que faut-il préférer de l'aiguille fine ou du fin trocart? Dieulafoy met en valeur les avantages de l'aiguille, en faisant remarquer qu'on est, grâce à elle, renseigné sur le moment précis où l'instrument pénètre dans le péricarde, le liquide traversé aussitôt l'index de l'appareil et on ne ponctionne pas plus avant. Avec le trocart, il faut tâtonner, retirer parfois à plusieurs reprises la tige de l'instrument.

En revanche, l'aiguille a ses inconvénients : on la glisse, en effet, sous la peau, puis, faisant le vide, on continue à avancer peu à peu ; or, souvent une parcelle des tissus s'engage dans la lumière de l'aiguille et quand celle-ci trouve le liquide, elle est bouchée, d'où ponction sèche.

Cet inconvénient est surtout à craindre si l'on ponctionne le péricarde dans le 6e espace, fort étroit, et où l'aiguille a chance de rencontrer un cartilage costal, dans lequel elle découpe une rondelle, qui obstrue complètement sa lumière.

Autre inconvénient de l'aiguille : à mesure que le péricarde se vide, le cœur se rapproche de la base péricardique, il arrivera à se piquer sur

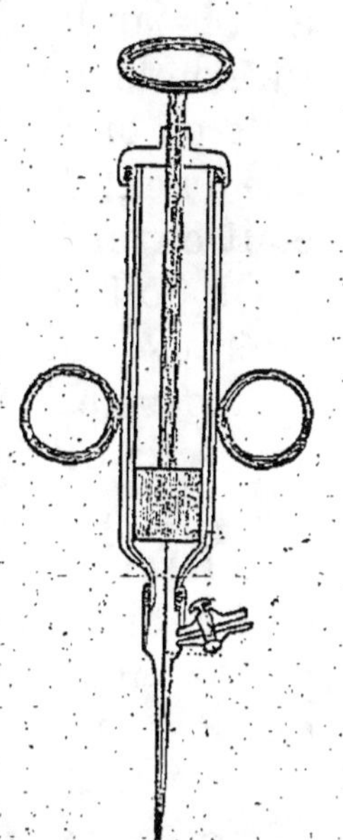

Fig. 47. — Seringue à trocart de Voïnitch-Sianojentzky.

l'aiguille, si l'on n'a pas soin de baisser la pointe de celle-ci.

De pareils incidents ne sont pas à craindre avec le trocart, mais en revanche, l'emploi de celui-ci oblige souvent à tâtonner, avant de savoir si l'on a bien pénétré dans l'épanchement péricardique.

Voïnitch-Sianojentzky se sert, pour l'exploration, d'une petite seringue dont l'aiguille est remplacée par un trocart, lequel est commandé par le piston de la seringue; en tirant sur ce piston, on fait en même temps le vide, et on débouche la canule du trocart (fig. 47).

Il peut arriver enfin qu'au cours de l'évacuation d'une collection péricardique, le cœur, attiré par le vide, vienne se coller sur l'ouverture de la canule du trocart; cette adhérence est telle qu'on a vu, sur le cadavre, le cœur encore fixé à l'extrémité de la canule, alors que le thorax était ouvert.

On doit se munir de canules ayant des yeux latéraux, pour éviter pareil inconvénient.

Il peut être avantageux de se servir de deux appareils différents pour faire la ponction; avec une petite seringue de Pravaz, on pratique l'exploration, et une fois fixé sur l'espace qu'il faut choisir et la profondeur à laquelle il faut porter l'instrument, on prend un trocart d'appareil Potain.

Choix de l'espace intercostal pour faire la ponction.

La crainte de piquer le cœur, de traverser le poumon, la plèvre, le foie, le péritoine, de blesser les vaisseaux mammaires internes, a fait choisir aux opérateurs les sièges les plus différents.

Voyons rapidement à quels espaces intercostaux les uns et les autres se sont arrêtés.

Nous étudierons ensuite, une fois choisi l'espace intercostal, les deux méthodes qui consistent, l'une à passer en dedans, l'autre en dehors de l'artère mammaire interne.

La ponction du péricarde a été proposée et pratiquée à droite du sternum, entre autres par Rotch [1], Wilson [2], Dickinson et Schapochnikoff.

A gauche, elle a été faite dans tous les espaces intercostaux, du 3e au 7e.

Le 3e espace a été choisi par Schuh, sans succès d'ailleurs, et dernièrement encore il fut préconisé par Sharp [3]. Inutile de montrer les dangers de piqûre du cœur que présente cette manœuvre.

Le 4e espace a été préféré par Karanaeff, Trousseau, Baizeau [4], Pirogoff, Champouillon et A. Guérin, mais celui-ci recommande de ne pas enfoncer le trocart, à plus de 2 centimètres de profondeur. Or, il semble établi que dans un grand nombre de cas, on aurait fait ainsi une ponction sèche.

En réalité, on a chance à ce niveau de traverser le cul-de-sac pleural même en se rapprochant du bord sternal ; on a chance aussi de piquer le cœur ; on ne pénètre pas directement dans cette région subcardiaque où s'accumule le liquide et où il est préférable de l'aller chercher en un point déclive.

1. Rotch, *Jahresber. uber die Leistungen und For. in der gesam. medic. Virch. u. Hirsch*, Berlin, 1879, p. 427.

2. Wilson, *Paracentèse du péricarde dans le 5e espace intercostal droit*, (*Med. Rec.*, New-York, 1893, XLIII, p. 653).

3. Sharp, *On tapping the pericardial*, (*Brit. med. J.*, London, 1895, t. I, p. 642). — West, *Tapping the pericardial*, (*Brit. med. J.*, London, 1895, t. I, p. 730).

4. Baizeau, *Mémoire sur la ponction du péricarde envisagée au point de vue chirurgical*, (*Gaz. hebd. de méd. et de chir.*, Paris, 1868, p. 515-519 et 562-567).

Aussi le 5e espace paraît-il plus avantageux ; c'est à celui-ci que s'arrêta Aran[1] ; il est vrai que cet auteur ne s'occupait pas de la situation topographique de la ponction, mais uniquement de la faire au point de plus grande matité. C'est encore le 5e espace qu'ont préféré Heger, Roger, Dieulafoy, qui parfois cependant la font dans le 4e.

Le 6e espace a été préconisé par plusieurs, et

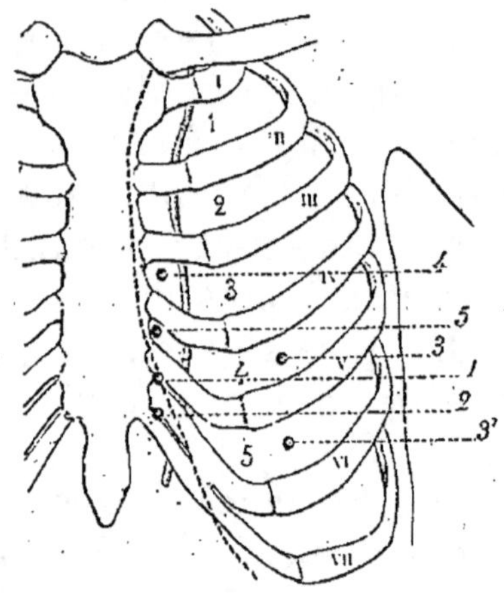

Fig. 48. — Les points les plus souvent choisis pour faire la ponction. 1, Baizeau; 2, Delorme et Mignon, Hare, Voïnitch-Sianojentzky; 3 et 3', Dieulafoy; 4, Schuh, Sharp; 5, Trousseau.

est encore choisi aujourd'hui par Delorme et Mignon et Voïnitch-Sianojentzky. Béhier a même fait une ponction dans le 7e espace, sans succès, il est vrai : il n'a pas eu, croyons-nous, beaucoup d'imitateurs.

En résumé, c'est entre les 4e, 5e et 6e espaces qu'il faut choisir ; mais à quel niveau de l'espace portera-t-on le trocart ?

1. Aran, in Baizeau, *loc. cit.*, page 564.

La blessure de l'artère mammaire interne constituant une grave préoccupation pour chaque opérateur, nous diviserons les procédés en deux catégories, suivant qu'on passe en dedans ou en dehors des vaisseaux mammaires.

A quelle hauteur de l'espace doit-on ponctionner ?

1ᵉʳ Procédé. — Ponction le long du bord du sternum en dedans des vaisseaux mammaires (Baizeau, Delorme et Mignon). — On pourrait nommer ce procédé extrapleural, la grande préoccupation de ceux qui le recommandent étant de ne pas intéresser le cul-de-sac de la plèvre.

Baizeau[1], qui se servait d'un trocart, choisissait le 5ᵉ espace, faisait d'abord à l'extrémité antérieure de celui-ci, au-dessus du 6ᵉ cartilage costal, une incision transversale de 1 cent. 1/2, empiétant un peu sur le sternum, afin de bien mettre à nu son bord ; cette incision ne comprenait que la peau et le tissu cellulaire sous-cutané. On introduit ensuite le long du bord sternal un trocart capillaire. Dès qu'il est arrivé dans le médiastin, on enlève le poinçon et on pousse la canule en avant, au contact du péricarde. Au cas où le cœur se trouverait voisin et courrait la chance d'être blessé, il donnerait, d'après Baizeau, une impulsion transmise par la canule du trocart. S'il n'en est rien, on remet le poinçon et on entre dans le péricarde.

1. Baizeau, *Loc. cit.*, p. 566.

Le procédé de Delorme et Mignon diffère du précédent en ce qu'ils préfèrent le 6ᵉ espace, se servent d'une aiguille au lieu d'un trocart et dirigent celle-ci, non pas directement en arrière, mais d'abord en dedans pour éviter plus sûrement la plèvre.

Sur le bord gauche du sternum, c'est-à-dire à 15 millimètres de la ligne médiane, ils com-

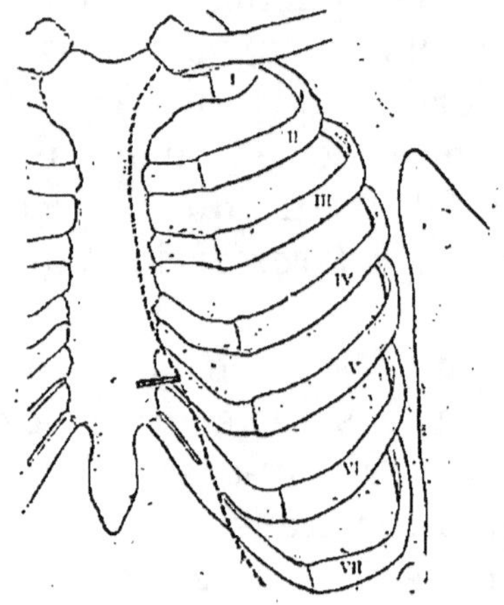

Fig. 49. — Méthode de Baizeau. Incision horizontale de 1 cent. 1/2 permettant au trocart de raser le bord gauche du sternum dans le 5ᵉ espace.

mencent, à un travers de doigt au-dessus du bord inférieur du 7ᵉ cartilage, une incision cutanée de 4 centimètres qui met à nu les 6ᵉ et 5ᵉ espaces. Dans le 6ᵉ espace de préférence, dans le 5ᵉ au cas où le 6ᵉ est trop étroit pour accepter l'aiguille, exceptionnellement à la partie inféro-interne du 4ᵉ, ils engagent lentement l'aiguille n° 2 de l'appareil Dieulafoy au ras du bord sternal contre lequel elle s'appuie.

Après un parcours de 8 millimètres environ, correspondant à l'épaisseur du bord sternal, on incline l'aiguille très obliquement en dedans, de façon à raser la face postérieure de l'os ; après un parcours de 1 à 2 centimètres, on est certain qu'elle ne peut plus intéresser le cul-de-sac pleural ; on la redresse alors très légèrement et on la

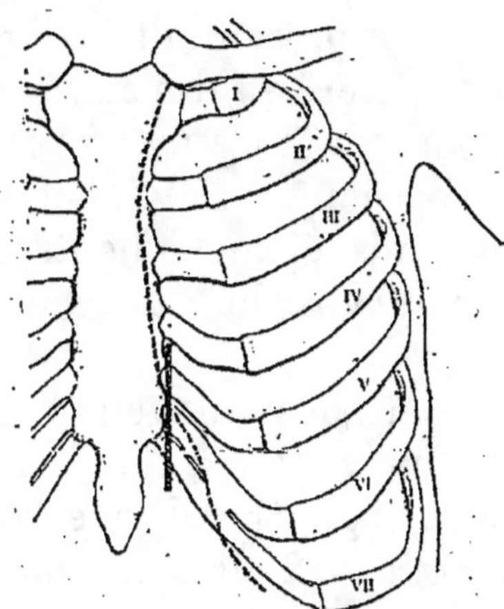

Fig. 50. — Ponction d'après la méthode de Delorme et Mignon. Incision de 4 centimètres sur le bord gauche du sternum mettant à nu la partie antérieure des 5ᵉ et 6ᵉ espaces intercostaux.

pousse en bas et en dedans, jusqu'à ce que le liquide arrive dans l'appareil. Une fois le liquide évacué, on suture la plaie.

C'est au même niveau, sur le bord du sternum, que Hare[1] conseillait dernièrement de pratiquer la paracentèse.

Voïnitch-Sianojentzky, pour déterminer le

1. Hare (de Philadelphie), *Du diag. et du trait. de la péricardite* (*Congrès de méd. et de chir.*, *Washington*, mai 1897).

point où il était préférable d'aborder le péricarde, a employé le procédé suivant : ayant cherché la situation des culs-de-sac chez un grand nombre de sujets sains, il a pour chacun d'eux fait un schéma de ce trajet, a superposé ceux-ci et a cherché à délimiter la région qui se trouvait rester, dans tous les cas, non revêtue de plèvre. Puis déterminant le grand axe de cet espace, il le considéra comme représentant la ligne suivant laquelle il faut opérer, qu'il s'agisse d'une incision ou d'une ponction : *c'est la ligne opératoire moyenne*, dont on pourra s'éloigner suivant les cas dans les grands épanchements, mais à laquelle il faudra revenir lors de petits épanchements.

Cette ligne opératoire moyenne correspond à une verticale passant par la 7e articulation chondro-sternale (fig. 51). Elle est à 1 centimètre ou à 1 cent. 1/2 de l'axe médian. Cette ligne opératoire peut être ainsi limitée : en haut par une horizontale passant par le bord inférieur de la 5e articulation chondro-sternale; en bas, par une horizontale passant au bord inférieur de la 7e articulation chondro-sternale, et traversant l'appendice xiphoïde à sa base. Chez l'adulte, cette ligne opératoire moyenne a 2 centimètres de longueur.

Or, cette ligne correspond au sternum dans sa plus grande partie, mais en bas, elle aboutit à l'extrémité interne du 6e espace intercostal. La ponction faite par conséquent dans le 6e espace, sur le bord gauche du sternum, aurait donc le double avantage de ne pas s'écarter de la ligne

au niveau de laquelle on a la plus grande chance
de ménager la plèvre, et, d'autre part, de pénétrer
dans le péricarde en son point le plus déclive.

Il n'en serait aucunement de même dans le

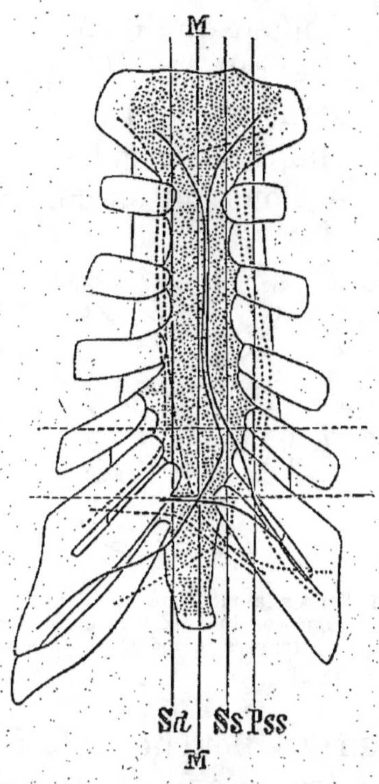

Fig. 51. — Ligne opératoire moyenne de Voïnitch-Sianojentzky.
M, ligne médiane ; *Sd-Ss*, ligne verticale droite ou gauche passant par
la 7ᵉ articulation chondro-sternale ; *Pss*, ligne juxta-sternale gauche. La
distance entre les lignes *M*, *Sd*, *Pss*, est en moyenne de 1 centimètre.

5ᵉ espace, car, à ce niveau, comme l'indique la
figure 51, il faudrait que le trocart, pour retrou-
ver la ligne opératoire moyenne, parcourût un
long trajet sous le sternum ; nous verrons, d'autre
part, que c'est à ce niveau que le cœur est le plus
voisin de la paroi.

Chez les sujets ayant 8 côtes vraies et non 7, la longueur de la ligne d'intervention est déterminée par les deux horizontales passant aux bords inférieurs des 6ᵉ et 8ᵉ articulations chondro-sternales.

Chez ceux qui n'ont que 6 côtes vraies, cette même longueur devrait être déterminée par les horizontales passant au bord inférieur des 4ᵉ et 6ᵉ articulations chondro-sternales [1].

2ᵉ Procédé. — Ponction en dehors des vais-

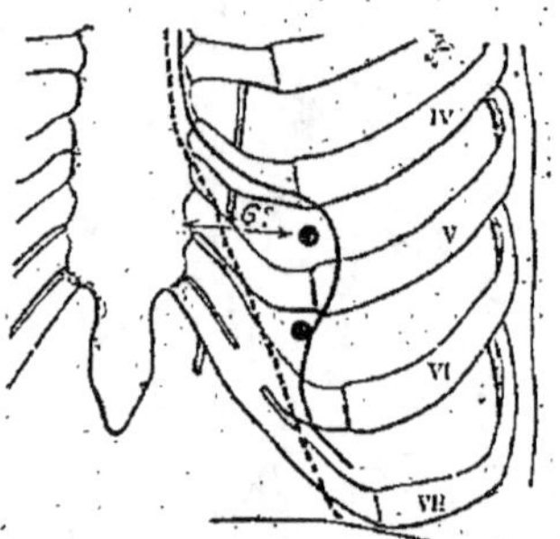

Fig. 52. — Ponction d'après la méthode de Dieulafoy. Dans le 4ᵉ ou le 5ᵉ espace, à 6 centimètres du bord sternal, le trocart passe dans l'encoche pulmonaire, à travers le cul-de-sac pleural, en dehors de l'artère mammaire.

seaux mammaires (Dieulafoy, etc.) — C'est le procédé qu'on applique encore volontiers aujourd'hui, en suivant la technique sur laquelle a insisté Dieulafoy, et que nous allons décrire.

Dieulafoy [2] fait placer le malade légèrement

1. Consulter : Hidd, *Heureux résultat d'une paracentèse du péricarde*, (*Lancet*, London, 1895, t. 1, p. 275-277 ; *Tr. med. soc.*, London, 1894-95, XVIII, p. 180-189 ; et *Brit. M. J.*, London, 1895, T. I, p. 252). — Ventini, *De la paracentèse du péricarde*, (*Gazet. méd. d. Torino*, 1897, XLVIII, p. 71).

2. Dieulafoy, *Traité de l'aspiration des liquides morbides*, Paris, 1873, p. 279.

relevé sur son lit; l'espace intercostal choisi est le 4ᵉ ou le 5ᵉ, ce dernier de préférence, parce qu'il est plus voisin de la pointe du cœur. On marque le point où va être faite la ponction, à 6 centimètres environ du bord gauche du sternum.

On fait usage de l'aiguille nº 1, ou mieux de l'aiguille nº 2.

Le vide préalablement fait, on pratique la ponction au point convenu.

A peine l'aiguille a-t-elle parcouru 1 centimètre dans l'épaisseur des tissus, c'est-à-dire aussitôt qu'elle n'est plus en rapport avec l'air extérieur, on ouvre le robinet correspondant à l'aspirateur et l'aiguille devient aspiratrice. On pousse l'aiguille lentement, obliquement en haut et en dedans, jusqu'à ce que le liquide traverse l'index de l'aspirateur.

A mesure que le liquide diminue dans le péricarde et que le cœur se rapproche, on a soin de placer l'aiguille horizontale, parallèle au ventricule. Si elle entrait en contact avec le cœur, on en serait averti par les secousses isochrones au pouls qu'elle transmettrait à la main de l'opérateur.

Tel est le procédé classique; c'est à peu près celui que vantait dernièrement encore Shattuck[1] de Boston, et dont il rapportait d'intéressants résultats. Il a certainement sur le précédent l'avantage de la simplicité; cependant, il a été

1. M. F. C. Shattuck (de Boston), *Diag. et trait. de la péricardite* (*Congrès de médecine et de chirurgie, Washington* mai 1897).

dernièrement le sujet de critiques sévères; on lui a reproché surtout de traverser la plèvre. Le fait ne paraît pas douteux; les expériences de Baizeau tendaient à le démontrer, sans cependant être concluantes, car elles étaient faites sur des cadavres ne présentant pas d'épanchement péricardique. De multiples observations cliniques en sont une confirmation bien plus certaine, et les cas sont nombreux où, au cours de l'opération, on a vu sortir successivement deux liquides de caractères différents, le premier venant de la plèvre, le second du péricarde.

La question est de savoir s'il faut accorder une si grande importance à la traversée du cul-de-sac pleural.

Delorme et Mignon paraissent croire que la plèvre est souvent infectée par le retour de l'aiguille contaminée au niveau du péricarde. Certes, la pleurésie accompagne souvent la péricardite, mais il n'est pas besoin pour cela de contamination opératoire; le plus souvent, les deux affections évoluent parallèlement sous l'influence d'une même cause. Il est même toujours utile, au cours d'une péricardite, de s'assurer qu'il n'existe pas d'épanchement pleural; et en ce dernier cas, il est bon d'évacuer celui-ci avant le contenu du péricarde. Le danger de traverser le cul-de-sac pleural est à coup sûr diminué par la petitesse de l'aiguille dont on se sert, mais il tient avant tout au contenu du péricarde.

Un très grand nombre de paracentèses sont pratiquées pour des épanchements séreux ou sanguins paraissant aseptiques; la traversée du

cul-de-sac pleural ne peut avoir alors grand
inconvénient; il n'en aurait pas davantage si
celui-ci se trouvait être déjà le siège d'une infection analogue à celle de la séreuse cardiaque.

Le cas où l'on peut craindre le plus la contamination est celui où le péricarde contient du
pus et où la plèvre est saine. Or, en ce cas, ce
n'est nullement à la ponction qu'il faut s'adres-
ser, mais bien à l'incision. Malheureusement, il
est parfois impossible de prévoir quelle sera la
nature du liquide péricardique et la ponction
que l'on fait est seulement exploratrice.

Les procédés de Baizeau ou de Delorme-Mignon peuvent être alors indiqués; Delorme ne
l'a appliqué d'ailleurs qu'une seule fois.

Le procédé de Voïnitch-Sianojentzky, qui
consiste à ponctionner directement d'avant en
arrière dans la partie interne du 6° espace, est
plus simple et susceptible, peut-être, de donner
d'aussi bons résultats.

Il faudrait, d'autre part, pour condamner le
procédé classique de Dieulafoy, des faits pro-
bants d'infection de la plèvre. Delorme et
Mignon en citent un qui leur est personnel[1],
mais qui ne nous paraît pas tel qu'on puisse
affirmer qu'il se soit agi d'une infection directe
de la plèvre.

S'il nous fallait conclure, nous dirions qu'actuellement dans tous les cas où l'on pense que
le contenu du péricarde est aseptique, il y a lieu
de donner la préférence au procédé de Dieu-

---

1. Delorme et Mignon, *Loc. cit.*, obs. III, p. 1013.

lafoy, qui a certes l'avantage de la simplicité.

Si, au contraire, on peut supposer que le péricarde contient du pus, le procédé juxta-sternal pourra être préféré, et si l'on fait une boutonnière à la peau avant de se servir du trocart, l'incision pratiquée en ce point constituera le premier temps de la péricardotomie au cas où ce sera du pus que ramènera la ponction.

A quelle profondeur doit-on enfoncer le trocart ?

Le plus grand nombre des observations de paracentèses n'indiquent pas à quelle profondeur il fallut porter l'instrument pour trouver le pus, et parmi les auteurs qui ont insisté sur ce point, il règne un désaccord dont quelques exemples peuvent donner une idée.

Hindenlang[1] faisant une ponction dans le 5e espace, à 4 centimètres du bord sternal, pénétra à 5 ou 6 centimètres de profondeur, pour trouver du pus.

Chaillou[2] a conseillé de compter 6 centimètres de profondeur.

Clifford, pratiquant la ponction dans le 4e espace intercostal gauche, à 6 centimètres de la ligne médiane, a trouvé le pus à 4 centimètres de profondeur.

Sievers[3], dans le 3e espace intercostal, à 2 cen-

1. Hindenlang, *Ein Fall von Paracentesis Pericarditis*, (*Deutsch. Arch. f. klin. Medic.*, Leipzig, 1879, Bd. IV-V, p. 452).
2. Chaillou, in Delorme et Mignon.
3. Sievers, *Ueber incis. und drain. bei Pyopericard*, (*Zeitschr. f. klin. Medic.*, Berlin, 1893, p. 26).

timètres du bord gauche du sternum, a enfoncé son aiguille de 3 centimètres seulement avant de voir sortir l'épanchement, et déjà il sentait les battements du cœur.

Roberts, comme beaucoup d'autres auteurs, se contente d'indiquer qu'il faut enfoncer l'aiguille jusqu'à ce qu'apparaisse le liquide; mais, comme le dit avec raison Voïnitch, si le liquide n'apparaissait pas, jusqu'où irait-on?

Ce dernier auteur a sur ce point une opinion bien différente de la plupart des chirurgiens précédents. Pour lui, 3 centimètres représentent le maximum auquel il soit permis de faire pénétrer le trocart quand on fait la ponction dans le 6ᵉ espace, le long du bord gauche du sternum.

Si, d'après lui, on enfonce le trocart à ce niveau, d'une longueur de 6 centimètres, la ponction traverse le péricarde, le cœur et le diaphragme, le trocart va jusqu'au lobe gauche du foie, ou bien parfois jusqu'au côlon transverse ou à l'estomac.

Il serait prudent, à moins d'indication spéciale, de renoncer à la ponction, alors que le trocart pénétrant à 2 cent. 1/2 ne ramène pas de liquide. Un épanchement péricardique considérable, en comprimant la région péricardique contre la paroi osseuse, tend à diminuer l'épaisseur des tissus, c'est-à-dire le chemin que le trocart se trouve avoir à parcourir. En revanche, un épanchement pleural augmentera l'épaisseur en question, surtout s'il s'agit d'une ponction faite à travers la plèvre; cette augmentation sera d'autant plus considérable que la ponction sera pratiquée en un point plus éloigné de la ligne médiane.

Au cas où le trocart pénétrant à 2 cent. 1/2 ne ramènerait rien, il faut se garder de le retirer brusquement, mais faire asseoir le malade; on le fait pencher à droite et doucement, alors on retire l'instrument; il serait fréquent, en pareil cas, de voir sortir le liquide. En effet, la collection liquide située près des gros vaisseaux, le malade couché, se joindrait quand il s'assied, à celle qui se trouve à la pointe du cœur, ce qui serait suffisant parfois pour que le niveau du liquide arrive jusqu'à l'ouverture de l'instrument aspirateur. Si donc la situation assise que préconise Larrey est considérée comme dangereuse au moment de la paracentèse, il n'en est pas moins vrai qu'elle peut rendre des services, alors qu'on ne la fait prendre au malade que secondairement, pendant l'évacuation du liquide.

Ponction du péricarde suivie d'injection.

Richerand préconisait les injections intrapéricardiques en cas d'hydro-péricarde, conseillant de traiter celui-ci d'une façon analogue à un hydrocèle.

C'est Aran [1], croyons-nous, à qui l'on doit la première tentative de ce genre. Chez un jeune tuberculeux de vingt-trois ans, il évacua 350 gr. de liquide péricardique; après quoi, il fit dans la

---

1. Aran, *Observation de péricardite traitée par la ponction et l'injection iodée*, (*Bulletin de l'Académie de médecine*, 6 novembre 1855 et *Gazette des hôpitaux*, Paris, novembre 1855).

séreuse une injection composée de 50 grammes d'eau, 15 gouttes de teinture d'iode et 1 gramme d'iodure de potassium. L'injection ne fut aucunement douloureuse et les suites en furent bonnes tout d'abord; mais bientôt le liquide se reproduisit.

Aran recommença la même manœuvre et cette fois obtint un succès : le malade continua à présenter des signes de tuberculose, mais fut guéri de sa péricardite.

A la suite d'une trépanation du sternum, Malle fit une injection dont le résultat paraît avoir été moins heureux.

C'est aussi un insuccès qu'obtint Moore qui, pour une péricardite purulente, fit subir, dans l'espace de trente-huit jours, 42 ponctions et 2 injections iodées à son malade : celui-ci mourut.

Il en fut de même dans un cas de Gooch [1].

Ces faits sont trop peu nombreux pour qu'on se puisse faire une idée exacte de la valeur des injections intrapéricardiques. Si cependant on devait en tirer une conclusion, il faudrait rappeler que les résultats discutables dans la péricardite séreuse ont été déplorables dans les péricardites purulentes. Ce dernier point, en tous cas, nous paraît devoir être bien établi.

Dans la péricardite aussi bien que dans toute autre séreuse, le pus doit être évacué par incision et non par ponction; que celle-ci soit simple ou suivie d'injection, elle est insuffisante.

1. Maurice Raynaud, *Loc. cit.*, p. 647.

II. — Complications de la ponction du péricarde.

Ponction sèche. — La ponction sèche paraît être devenue moins fréquente qu'au début, ce qui, d'après certains auteurs, serait dû à l'emploi de l'aiguille de Dieulafoy ; peut-être faut-il aussi en chercher la cause dans la timidité trop grande des premiers opérateurs. Il est certain qu'avec des préceptes comme ceux d'A. Guérin, de ne jamais enfoncer le trocart à plus de 2 centimètres de profondeur, on risquait de faire un certain nombre de ponctions sèches, si surtout la ponction était faite en s'éloignant du sternum.

Celles-ci peuvent encore être dues, dans le cas où l'on se sert d'aiguille creuse, à ce que des parcelles solides s'y introduisent sous l'influence du vide pendant la traversée de la paroi.

Enfin, la cause de l'insuccès de la ponction paraît avoir été souvent la résistance du péricarde doublé de fausses membranes épaisses et solides : le trocart glissait le long de la paroi péricardique au lieu d'y pénétrer. Aussi recommande-t-on généralement, ainsi que Roger le faisait déjà, de pousser l'aiguille directement en arrière, perpendiculairement au péricarde, quitte à l'incliner aussitôt qu'elle l'a pénétré.

Tel n'est pas cependant l'avis de Delorme et Mignon, qui préfèrent aborder obliquement le péricarde ; il est vrai que le procédé qu'ils préconisent les met dans l'impossibilité de faire autrement.

Blessure des vaisseaux mammaires. — La

blessure de l'artère mammaire interne a toujours préoccupé les opérateurs et il est assez curieux de constater que jamais cette complication n'a été signalée.

Ponction de la plèvre. — Cet accident est, nous l'avons dit, presque constant avec le procédé de Dieulafoy ; mais les inconvénients en restent mal déterminés.

Il est difficile de savoir si la plèvre saine a été traversée ; ce ne sont souvent que les complications qui en peuvent avertir ; parfois aussi, le chirurgien voyant sortir du pus du trocart ne pourra dire si celui-ci vient de la plèvre ou du péricarde et la ponction ne suffit pas à faire le diagnostic entre la pleurésie et la péricardite. Quelquefois, cependant, une circonstance inattendue vient lever les doutes ; tel est le cas de Kussmaul[1] qui, en ponctionnant à 1 cent. 1/2 du bord gauche du sternum, trouve tout d'abord un liquide citrin, et, en poussant plus loin, retire 750 grammes de pus ; quatre jours plus tard, il trouvait 550 centimètres cubes de liquide clair et, plus profondément, 250 centimètres cubes de liquide trouble et sanguinolent.

En dehors des difficultés que peut présenter pour le diagnostic la traversée du cul-de-sac pleural, il peut survenir, d'autre part, quelques complications dont la plus importante est la contamination de la plèvre par le passage d'une aiguille qui est allée s'infecter dans le péricarde,

1. Kussmaul, in Hindenlang, *Loc. cit.*, p. 464.

Cette complication était surtout fréquente autrefois, alors que l'on employait des trocarts gros et simplement munis de baudruche. Dans nombre d'observations de Rousseau, Jamett, Raizeau, on note tantôt que le liquide du péricarde, tantôt que l'air, avaient pu pénétrer dans la plèvre. Il ne peut plus en être ainsi aujourd'hui.

Blessure du poumon. — Quant à la blessure du poumon, elle est tout à fait exceptionnelle, étant donné, d'une part, l'encoche cardiaque, d'autre part, la tendance qu'a le poumon à être refoulé par l'épanchement péricardique.

Blessure du cœur. — Celle-ci constitue une complication dont on connaît mal et la fréquence et la gravité. Elle porte ordinairement sur le ventricule droit et l'oreillette correspondante.

On a conseillé, pour l'éviter, de diriger l'aiguille autant que possible au-dessous du cœur et du côté de sa pointe ; c'est pourquoi l'obliquité inverse conseillée par Delorme et Mignon nous paraît dangereuse pour l'oreillette droite.

La blessure a lieu, tantôt du premier coup en ponctionnant, tantôt pendant que se fait l'évacuation de liquide, le cœur revenant à sa place. On évitera, dans ce dernier cas, de le blesser en abaissant la pointe de l'aiguille et en la tenant parallèle au ventricule.

Le plus souvent, la blessure du cœur n'a pas provoqué d'accident grave. Les recherches de Cloquet, Onimus, Bouchut, Steiner, sur l'homme et les animaux, tendraient à en confirmer l'innocuité ; c'est encore ce que constatait dernièrement Hare[1] de Philadelphie, pour qui la blessure, même pénétrante, du cœur est sans danger, si elle est faite avec une aiguille ou un trocart fins.

Il ne faudrait toutefois pas exagérer cette innocuité : Baizeau avait déjà signalé un cas où la mort était survenue deux heures après la blessure du cœur. Southey[2] en a rapporté un autre. Roache[3], de Brooklyn, y insistait dernièrement et West a vu la mort survenir cinq minutes après la piqûre du cœur.

Le danger, en cas de blessure du cœur, paraît dû, tantôt comme dans le cas d'André Callender, à la déchirure de la paroi cardiaque, tantôt à un réflexe suite de la lésion d'un élément nerveux. C'est pourquoi la piqûre du ventricule serait moins à craindre que celle d'une oreillette. Le péricarde peut se trouver plein de sang et la déchirure du cœur être introuvable à l'autopsie. La blessure d'un cœur malade est toujours plus grave, il faut s'en souvenir, que celle d'un cœur sain ; il a moins de tendance à la réparation.

Hydropneumo-péricarde. — Signalons enfin l'*hydropneumo-péricarde* comme une complication déjà indiquée par Aran et Bouchut, mais en tout cas rare, et paraissant du reste peu redoutable. Elle est caractérisée par une sonorité précordiale et un bruit de moulin.

---

1. Hare (de Philadelphie), *Loco cit.*, *Washington*, mai 1897.
2. Southey, *Société royale de médecine et de chirurgie de Londres*, 24 avril 1893.
3. Roache (de Brooklyn), *Congrès de médec. et de chir.*, *Washington*, mai 1897.

III. — INDICATION DE LA PARACENTÈSE.

La ponction du péricarde, aurait dit Billroth, est une de ces opérations qu'on peut considérer comme la prostitution de l'art chirurgical et comme la profanation de la chirurgie. Ce sévère jugement n'a pas été confirmé.

La ponction du péricarde est aujourd'hui reconnue par tous comme pouvant rendre des services ; nous ne croyons pas utile de la comparer à l'incision, pour décider laquelle des deux opérations est préférable ; chacune d'elles a ses indications.

La ponction du péricarde a été préconisée et faite en trois cas différents : pour des épanchements séreux, purulents ou hémorragiques. Envisageons successivement chacun d'eux :

1° Épanchement séreux.

L'épanchement séreux peut être aigu ou chronique ; l'épanchement aigu séreux affecte lui-même des formes différentes que Maurice Raynaud confond, pour conseiller de ne les ponctionner que tardivement. « Il faut agir résolument, dit-il, mais dans le cas seulement où l'on n'a plus d'autre ressource. » Le même auteur reconnaît d'ailleurs l'objection qu'on lui peut faire, quand il avoue qu'en temporisant trop on opère dans de mauvaises conditions de réussite. Ce n'est pas alors que la séreuse se sera épaissie et doublée de fausses membranes, alors que la fibre cardiaque sera atteinte de dégénérescence granulo-graisseuse qu'il faudra attendre grand succès de l'opération. Pour être utile, celle-ci doit être précoce, et la meilleure preuve se trouve dans les médiocres résultats fournis par la paracentèse au cas d'épanchement séreux chronique.

Il faut reconnaître que souvent les péricardites chroniques sont de nature tuberculeuse, et les résultats médiocres s'expliquent de ce fait.

Mais alors même qu'il s'agit d'inflammation chronique non tuberculeuse, les succès sont rares et les guérisons définitives de péricardites chroniques rhumatismales, après paracentèse (tel, par exemple, certain malade de Champouillon [1]) sont exceptionnelles.

Il ne nous semble pas qu'au point de vue des indications opératoires cette division entre la péricardite aiguë et chronique, dont on se contente le plus souvent, puisse présenter grand intérêt, d'autant qu'il existe tous les intermédiaires entre ces deux extrêmes et que, d'autre part, le plus grand nombre des péricardites chroniques s'établissent après une période aiguë.

En revanche, il nous paraît indispensable de bien distinguer entre l'épanchement de cause mécanique ou circulatoire et l'épanchement dû à l'état inflammatoire de la séreuse ; le premier est l'hydropéricarde, le second la péricardite séreuse proprement dite. Chacun d'eux peut affecter une marche aiguë ou chronique, mais n'en

---

1. Champouillon, in Trousseau, *Hydropéricarde considérable, paracentèse. Guérison,* (*Gazette des hôpitaux*, Paris, 1855, p. 61).

est pas moins justiciable d'un traitement un peu différent.

En ce qui est de l'hydropéricarde, la paracentèse ne peut avoir un rôle curateur et si les causes mécaniques qui ont déterminé l'épanchement persistent, celui-ci n'a pas de raison pour ne pas se produire à nouveau. La paracentèse sera donc surtout indiquée alors que se produiront des accidents de compression ; elle aura un rôle palliatif analogue à celui de la ponction au cours de certaines ascites.

Tout différent est le rôle de la ponction au cours de la péricardite. Elle n'a pas seulement pour but d'empêcher les accidents de compression, mais encore de placer la séreuse dans des conditions favorables à la guérison. Les mêmes raisons qui, dans la pleurésie, font considérer comme utile la ponction précoce, plaident aussi en faveur de la paracentèse précoce au cours de la péricardite.

Les résultats obtenus seront certainement fort différents, suivant la cause de la péricardite, suivant qu'il s'agira d'une péricardite tuberculeuse ou rhumatismale ; mais, dans un cas comme dans l'autre, le résultat a d'autant plus de chance d'être heureux qu'on aura moins attendu pour intervenir.

C'est une raison analogue qui nous fait considérer comme insuffisants les procédés de ponctions préconisés dernièrement encore et qui se contentent[1] de retirer une petite quantité du

1. Sharp, *Brit. med. J.*, London, 1895, t. I, p. 642. — West, *Brit. med. J.*, London, 1895, t. I, p. 730.

liquide contenu dans le péricarde. On peut ainsi suspendre les accidents de compression, mais on ne place pour cela la séreuse dans une situation bien plus avantageuse que celle qu'elle avait avant la ponction.

2° Épanchement purulent.

La péricardite purulente est encore, pour beaucoup d'auteurs, une indication précise de paracentèse. Nous la considérons, quant à nous, comme une contre-indication formelle, surtout s'il s'agit d'inflammation aiguë : du moins, la ponction ne doit avoir, en pareil cas, qu'un rôle explorateur. Quant aux résultats thérapeutiques qu'on en peut attendre, les statistiques sont là pour montrer combien ils sont déplorables.

La péricardite purulente est justiciable, non de la ponction, mais de l'incision suivie de drainage ; nous y reviendrons, à propos des indications de la péricardotomie.

3° Épanchement hémorragique.

En ce qui est de l'épanchement hémorragique « quelle que soit sa cause, a dit Roger, il y a contre-indication à la paracentèse. S'il est simple, et non diathésique, on peut supposer qu'il se résorbera de lui-même, à peu près comme un épanchement séreux ; s'il est lié à des hémorragies multiples, spontanées, c'est la généralisation de ces hémorragies, bien plus que leur localisation, qui en font la gravité extrême, et conséquemment, il n'y a aucun bénéfice, pour le malade, à espérer de la paracentèse. »

Il faut en revenir de la règle ainsi posée par Roger : parce qu'un épanchement sanguin se résorberait aussi facilement qu'un épanchement séreux, serait-ce une raison pour ne pas pratiquer la ponction ? Nous savons d'ailleurs qu'il n'en est pas ainsi, et que les épanchements sanguins qui, dans une séreuse, quelle qu'elle soit, se résorbent sans laisser de reliquats, constituent l'exception. Ne trouvons-nous pas, d'ailleurs, dans la statistique de Maurice Raynaud, que sur 9 cas de péricardite hémorragique, cinq fois on obtint la guérison? Le résultat sera ici encore fort différent, suivant qu'on a affaire à un épanchement aigu ou chronique[1].

Parmi les épanchements du sang dans le péricarde, ceux qui sont consécutifs à un traumatisme nous intéressent davantage, mais nous en ferons l'étude à propos des plaies du cœur.

Pour nous résumer, nous dirons que :

1° Les épanchements séreux du péricarde semblent constituer une indication de ponction hâtive. Si l'épanchement est consécutif à une inflammation du péricarde, la ponction a pour but, non seulement d'éviter les accidents de la compression, mais aussi, de mettre le péricarde dans des conditions favorables pour la guérison. Si l'épanchement se produit sans réaction inflam-

1. Handsfort, *Epanchement chronique du cœur dans le péricarde, aspiration, mort*, (*Brit. med. Journ.*, London, 1891, t. I, p. 647).

matoire de la séreuse, s'il s'agit d'un hydropéricarde, au cours du mal de Bright, ou d'une affection cardiaque, on ne doit pas attendre de la
ponction grand effet curateur ; le liquide se repro-
duira dans le péricarde, comme dans le péritoine
après la ponction ; est-ce une raison pour ne
jamais ponctionner une ascite ? On peut ainsi
parer aux accidents immédiats ; tel est aussi le
rôle qui paraît revenir en pareil cas à la paracentèse du péricarde.

2° L'épanchement purulent semble le plus
souvent ne pas être justiciable de ponction. La
chose peut être discutée en cas de tuberculose,
alors qu'il s'agit d'une sorte d'abcès froid du
péricarde.

Mais si la péricardite purulente est due à tout
autre agent infectieux, elle n'est curable que par
le drainage, après large ouverture.

3° Les épanchements sanguins du péricarde,
en dehors du traumatisme, sont rares. La ponction a fourni, en pareil cas, de bons résultats,
alors que l'état général n'était pas trop mauvais.

CHAPITRE III

PÉRICARDOTOMIE

I. — INCISION DU PÉRICARDE SANS RÉSECTION DES CARTILAGES

Le procédé de Desault[1] correspond à la première tentative de péricardotomie; il consiste à sectionner entre la 6ᵉ et la 7ᵉ côte gauche, couche par couche, la peau, le tissu cellulaire, les muscles intercostaux; puis on passe le doigt entre les cartilages, si toutefois l'espace laissé entre eux le permet, et on le porte au fond de la plaie, pour constater la fluctuation; on pratique alors, au péricarde, une incision d'un demi-centimètre, soit directement, soit sur la sonde cannelée.

On fait à cette méthode plus d'un reproche. La plèvre, a-t-on dit, sera généralement intéressée et si les incisions péricardiques et cutanées ne se trouvent pas bien en face l'une de l'autre, on risque de voir tomber dans la plèvre le liquide qui sort du péricarde. D'autre part, les vaisseaux, le poumon risquent aussi d'être blessés. Enfin, l'air a chance de pénétrer dans le péricarde et dans la plèvre.

---

1. Desault, *OEuvre chirurgicale de Desault*, par Bichat, Paris. 1798, vol. II, p. 304.

D'une façon générale, on a reproché à la méthode le large débridement qu'elle nécessite. Nous pensons, au contraire, qu'on pourrait plus volontiers lui faire le reproche inverse ; comme nous le verrons tout à l'heure, c'est en pratiquant un plus large débridement, non seulement des couches superficielles, mais aussi des couches profondes, qu'on peut ménager le poumon et la

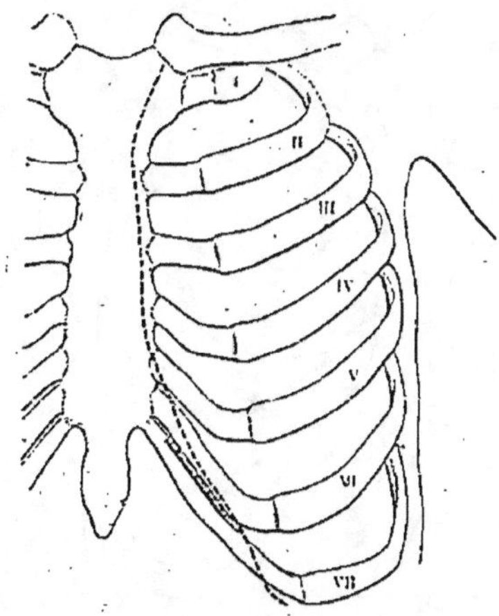

Fig. 53. — Péricardotomie sans résection costale.
Procédé de Desault.

plèvre, ne pas craindre la blessure des vaissaux, enfin ouvrir le péricarde avec plus de sécurité.

Le procédé de Roméro[1] est un peu différent du précédent, en ce sens que le chirurgien espagnol incisait le 5e espace intercostal au niveau des articulations chondro-sternales ; après avoir exploré le fond de la plaie avec le doigt, et constaté la fluctuation dans le péricarde, il saisissait

1. In Baizeau, *Loc. cit.*, p. 565.

celui-ci avec des pinces et l'ouvrait avec des ciseaux courbes.

Ce sont là des méthodes qui consistent à se donner du jour superficiellement, mais à ne pratiquer, somme toute, qu'une étroite ouverture au péricarde.

Cependant, notons le cas de Parker[1] qui, après une incision faite dans le 4e espace, pratiqua le

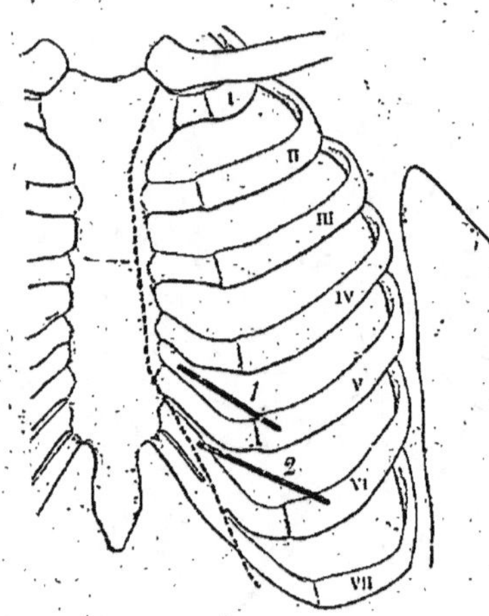

Fig. 54. — Péricardotomie sans résection costale.
1, procédé de Parker ; 2, procédé de Roméo.

drainage du péricarde. Teale[2] fit une incision au même niveau, mais après ponction. Dickinson[3] pratiqua la péricardotomie sur le bord du sternum.

1. Parker, *Pyopéricardite au cours d'une ostéomyélite*, (*The Brit. medic. Journal*, London, 1888, vol. II, p. 1719).

2. Teale, in West, *Stat. de paracentèse du péricarde*, (*Méd. chir. Transact.*, London, 1883, p. 235-256).

3. Dickinson, *Péricardite purulente traitée avec succès par l'aspiration et le drainage*, (*The Brit. medic. Journal*, London, 1888, vol. II, p. 1219).

Davindson[1] rapporte deux incisions du péricarde, l'une dans le 4e espace, l'autre dans le 5e; de même Rosenstein et Partzenski.

Ce dernier paraît avoir pratiqué, au péricarde, une assez large incision, puisqu'il y plaça deux tubes à drainage.

Si nous n'insistons pas sur ces diverses opérations, c'est qu'elles correspondent toutes à une méthode générale qui nous paraît condamnée dans l'avenir.

La péricardotomie, faite dans un espace intercostal sans résection cartilagineuse ou osseuse, semble être une opération insuffisante et dangereuse. Faite dans le 4e espace intercostal gauche, elle risque de blesser les vaisseaux mammaires internes, qu'on ne pourrait pincer et ligaturer facilement au fond de l'étroite plaie; elle risque encore de blesser le poumon et surtout la plèvre qu'on ne pourrait recliner et dont l'ouverture plus ou moins large resterait béante.

Si d'autre part, on choisit un espace inférieur comme le 6e, l'étroitesse de celui-ci rend impossible l'incision faite près du sternum, il faut se reporter très en dehors; alors on fait courir les mêmes dangers à la plèvre et au poumon, et on atteint le péricarde plus difficilement, sa situation étant plus profonde à mesure que l'on s'éloigne de la ligne médiane.

Pour toutes ces raisons, il nous semble que l'incision du péricarde doit être précédée d'une

____

1. Davindson, *Le traitement de la péricardite purulente par la large incision*, (*The Brit. medic. Journal*, London, 1891, vol. I, p. 578).

résection d'un ou de plusieurs cartilages costaux.

Toutefois, nous devons signaler parmi les méthodes de péricardotomie sans résection, celle à laquelle Larrey[1] a laissé son nom. Ce procédé, qui n'a jamais été, à notre connaissance, pratiqué sur le vivant, ne doit pas être confondu

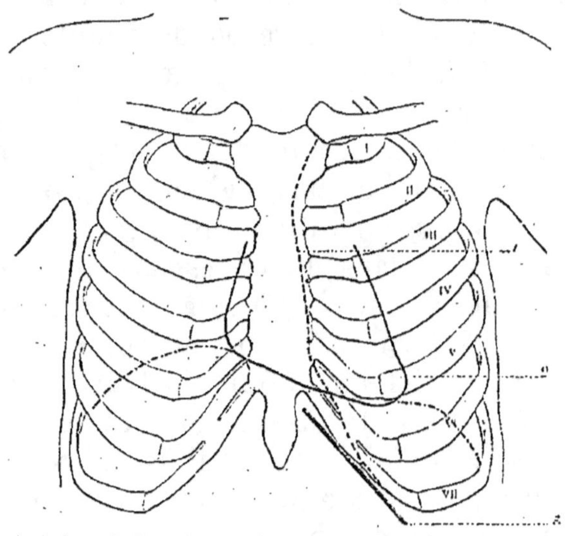

FIG. 55. — Péricardotomie sans résection costale. Procédé de Larrey : incision épigastrique.

1, projection de la plèvre ; 2, projection du péricarde ; 3, incision épigastrique.

avec celui que Larrey avait pratiqué auparavant, sans aucun succès du reste, et qui se rapprochait beaucoup de celui de Desault.

L'idée du procédé qui a gardé son nom vint à Larrey en donnant ses soins à un soldat blessé d'un coup de poignard ; l'arme pénétrant

1. Larrey, *Clin. chir.*, Paris, 1829, vol. II, pp. 291-302 et 315-320.

entre l'appendice xiphoïde et le bord inférieur de la 7ᵉ côte, était venue ponctionner le péricarde : ce malade guérit, et Larrey proposa aux chirurgiens de suivre la même voie pour pénétrer dans le péricarde.

Il conseilla d'opérer le malade assis ; on tracerait une incision oblique qui, partie de l'articulation chondro-sternale de la 7ᵉ côte, suivrait le cartilage de cette côte et s'arrêterait à la saillie du cartilage de la 8ᵉ côte. L'incision aurait 8 centimètres ; on sectionnerait quelques fibres du muscle droit et du grand oblique, et on pénétrerait dans le médiastin entre le diaphragme et la paroi thoracique ; on ouvrirait alors le péricarde à son point le plus déclive, d'un coup de trocart ou de bistouri.

Larrey insiste sur les avantages de cette méthode : facilité opératoire, incision du péricarde au point le plus éloigné du cœur, drainage facile ; de plus les adhérences consécutives à la péricardotomie auraient, d'après lui, toute chance de ne pas se faire avec le cœur.

On a reproché à ce procédé de sectionner la mammaire interne : inconvénient médiocre, rien n'empêchant d'en pratiquer facilement la ligature à ce niveau.

On lui a reproché encore de sacrifier certaines attaches du diaphragme ; Baizeau a voulu démontrer qu'il n'en était rien, l'incision correspondant à l'espace compris entre les insertions xiphoïdiennes et les insertions costales.

Peut-être cette dernière assertion laisse-t-elle prise à quelque doute ; car l'incision épigastrique n'est séduisante que si elle est large ; dans ces conditions, il semble bien que certaines insertions diaphragmatiques doivent être sacrifiées ; mais, y a-t-il à cela un bien grand inconvénient ?

Delorme et Mignon ont reproché à cette opération d'être d'une exécution difficile, d'exposer à la blessure, soit du péritoine, soit du cul-de-sac pleural. Ils proposent avec raison, semble-t-il, au cas où on l'appliquerait, de ne pas aborder aveuglément le péricarde dans le fond de la plaie avec un bistouri ou un trocart, mais de bien le dégager et même l'attirer avec une pince hémostatique. Il semblerait, en ce cas, nécessaire de faire une large incision qui faciliterait peut-être du même coup le refoulement du cul-de-sac pleural.

II. — INCISION DU PÉRICARDE APRÈS RÉSECTION DES CARTILAGES COSTAUX

1º Péricardotomie après résection du 5e cartilage (Ollier).

Ollier[1] paraît être le premier qui ait conseillé la résection d'un cartilage costal pour aborder le péricarde.

« On reconnaît d'abord, dit-il, le cartilage de la 5e côte, et l'on fait dans sa direction, une incision transversale de 6 centimètres, à égale dis-

---

[1] Ollier, *Traité des résections*, Paris, 1891, vol. III, p. 874 et p. 883.

tance de ses bords supérieur et inférieur. Cette
incision commence sur la ligne médiane ; on découvre avec soin l'articulation chondro-sternale,
et on dénude rapidement le cartilage pour pouvoir le saisir et le soulever avec une petite pince
érigne. On enfonce alors le bistouri au niveau de
l'articulation chondro-sternale pour séparer et
libérer l'extrémité sternale du cartilage. A mesure qu'on le sépare, on le soulève avec le petit

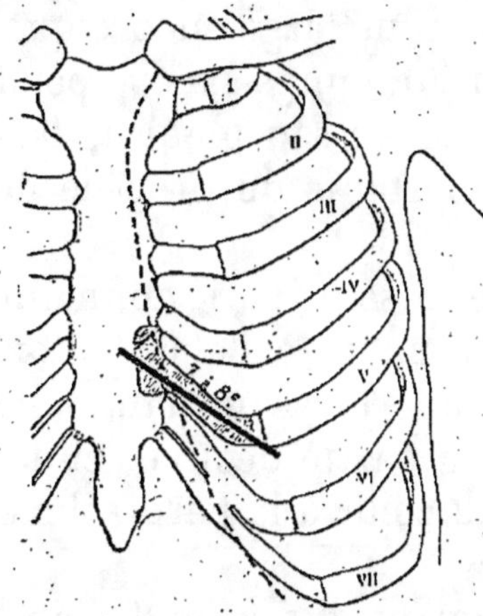

FIG. 56. — Péricardotomie avec résection du 5ᵉ cartilage.
Procédé d'Ollier.

davier érigne, puis on le divise à son extrémité
costale toujours avec le bistouri. Cette opération
est rapidement faite, et on ne risque de blesser
que les organes qu'un coup de bistouri donné
dans l'espace intercostal eût plus sûrement lésés,
l'artère mammaire interne et un prolongement
de la plèvre. Or, la blessure de l'artère faite dans
un espace ouvert, n'a aucune gravité : on la lie
facilement. Elle n'est embarrassante que lors-

qu'elle est faite dans un espace étroit où l'on ne peut ni la saisir ni la lier. »

Ollier ne donne pas d'ailleurs d'autre renseignement sur l'incision des parties profondes du péricarde, ni sur la façon de se comporter vis-à-vis de la plèvre.

2° Péricardotomie verticale après résection des 5ᵉ et 6ᵉ cartilages gauches (Delorme et Mignon).

Une résection plus large encore que celle proposée par Ollier, un temps spécial pendant lequel on récline le cul-de-sac pleural, tels sont les deux points importants du procédé de Delorme et Mignon.

« Il est facile, disent-ils, il donne un jour suffisant, il met sûrement à l'abri de toute atteinte de la plèvre et du vaisseau mammaire, il ouvre le péricarde à sa partie déclive, et dans les cas d'adhérences du cœur à la paroi, il n'expose pas à sa blessure. »

Les repères qu'on devra tout d'abord rechercher, sont les suivants : le bord sternal gauche, accessible ordinairement au doigt, à 15 millimètres de la ligne médiane, le 7ᵉ cartilage limitant inférieurement le thorax, le 4ᵉ cartilage, accessible au doigt, ou recherché en cas d'œdème, à 14 centimètres environ au-dessous de l'extrémité supérieure du sternum.

Premier temps. — A 1 centimètre en dehors du bord gauche du sternum, on fait une incision verticale allant du bord inférieur du 7ᵉ cartilage au bord supérieur du 4ᵉ cartilage. Aux extré-

mités, on pratique deux incisions de dégagement
transversales de 2 centimètres chacune.

  Deuxième temps. — On pratique la section des
parties molles jusqu'au gril costal, puis leur dissection, en rasant les os et les cartilages; cette
dissection est poursuivie jusqu'à 1 centimètre
en dedans du bord gauche du sternum, et en
dehors dans l'étendue de deux travers de doigt.

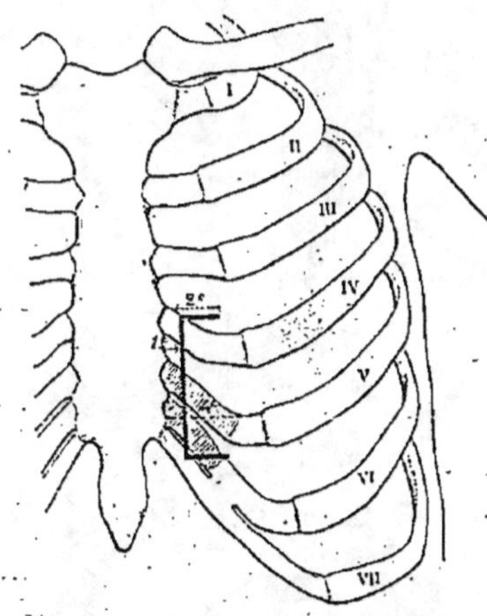

Fig. 57. — Péricardotomie d'après le procédé de Delorme-Mignon.
1er et 2e temps : incision cutanée et résection des 5e et 6e cartilages
costaux gauches.

  Troisième temps. — Le 5e cartilage costal est
sectionné près de son insertion sternale, ou bien
avec un bistouri ou bien avec la pince gouge;
on libère ensuite les bords du cartilage avec une
rugine; on saisit avec un davier son extrémité
sternale, on l'attire en avant et on dégage avec
précaution sa face profonde. Il suffit de forcer le
renversement en avant, puis en dehors, pour
que le cartilage se fracture aisément. La fracture se fera à 4 centimètres du sternum, si l'on

a soin, en le soulevant, de presser d'autre part
à ce niveau.

On fait de même avec le 6° cartilage.

Quatrième temps. — On incise avec précaution et en dédolant, dans toute l'étendue de la

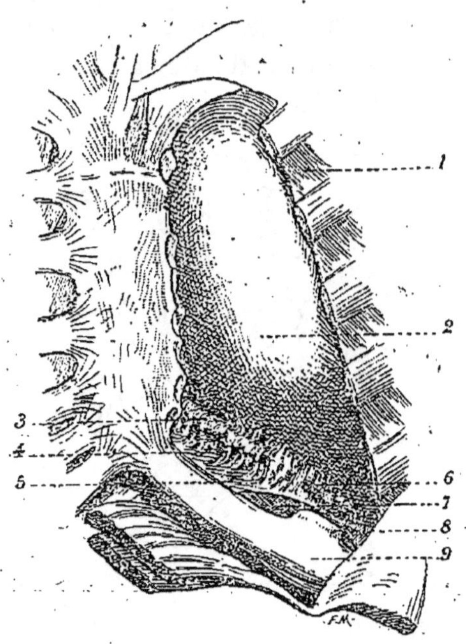

FIG. 58. — D'après Delorme et Mignon.

1, 2° espace intercostal; 2, plèvre; 3, graisse pleurale qui double son
bord 6; 4, tractus fibreux qui de la plèvre se portent sur le péricarde;
5, péricarde; 7, diaphragme; 8, pont cartilagineux entre la 6° et la
7° côte; 9, 7° côte.

première incision cutanée, la couche des intercostaux et le périchondre; le muscle triangulaire
du sternum se montre alors au fond de la nouvelle incision.

Cinquième temps. — Contre la face profonde
du bord sternal, bien au ras de l'os et de bas en

haut, on libère avec une sonde cannelée conduite
parallèlement à la face postérieure du sternum
les attaches tendineuses du muscle triangulaire.

L'index doit s'engager alors derrière la face
postérieure du sternum de toute l'étendue de la
dernière phalange, au niveau et immédiatement
au-dessus de l'articulation du 6ᵉ cartilage. On
rase alors directement la face antérieure du

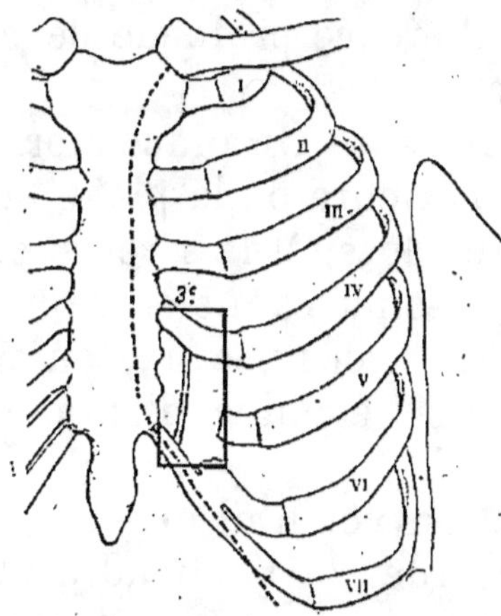

Fig. 59. — Péricardotomie. Procédé de Delorme et Mignon. — Brèche
thoracique après résection des 5ᵉ et 6ᵉ cartilages costaux. Le doigt
ira chercher le cul-de-sac pleural sous le sternum et, en le portant
en dehors, entraînera avec lui l'artère mammaire interne.

péricarde; avec l'ongle on la dégage du tissu
cellulaire qui la recouvre, et en même temps du
cul-de-sac pleural qui s'y cache. Celui-ci, doublé
de son bourrelet adipeux, doit être récliné sans
qu'on cherche à le voir.

Lorsque la face blanche et opaque du péricarde est bien mise à découvert, et qu'on aperçoit
bien nettement les fibres transversales en un
point, on continue à le dégager de bas en haut

et de dedans en dehors dans toute l'étendue de la plaie. De cette façon, non seulement on a sûrement récliné le bord pleural, mais avec lui les vaisseaux mammaires et les fibres du triangulaire du sternum.

C'est là qu'est le point important de l'opération de Delorme et de Mignon ; elle repose sur cette disposition anatomique : adhérence du cul-de-sac pleural au triangulaire du sternum, manque d'adhérence profonde de ce cul-de-sac au péricarde.

Sixième temps. — On pince alors le péricarde à la partie inférieure de la plaie, on le soulève, et on l'ouvre ; aussitôt la séreuse ouverte, on y introduit une sonde cannelée de bas en haut, et on sectionne avec des ciseaux, toujours de bas en haut, dans une étendue d'au moins 2 centimètres et demi.

Au cas où on voudrait une très large ouverture du péricarde, on l'obtiendrait en réséquant le 4e cartilage comme on a fait des deux autres. L'incision de la séreuse peut avoir alors 7 centimètres de long.

3° Péricardotomie après résection d'un fragment du sternum.

L'espace interpleural se cache en partie derrière le sternum : réséquer une partie du sternum pour trouver cet espace interpleural devait fatalement venir à l'esprit.

C'est même là ce que proposa tout d'abord Riolan en 1648, sous la forme de trépanation du sternum.

Skielderup[1], professeur d'anatomie à Christiania, défendit la trépanation sternale avec quelques modifications : il voulait qu'on trépanât le sternum immédiatement au-dessous de la ligne horizontale qui réunit les 5es cartilages costaux. Il conseilla de chercher chaque fois le péricarde avec un doigt, introduit dans la plaie et

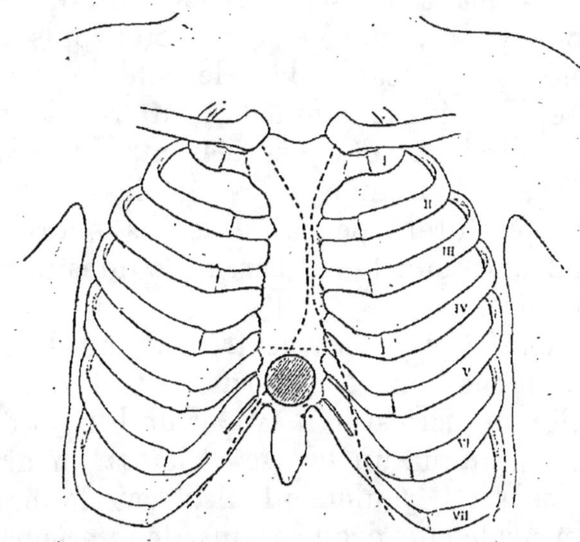

Fig. 60. — Péricardotomie. Procédé de Skielderup. — Trépanation du sternum au-dessous de la ligne horizontale qui réunit les 5e cartilages costaux.

alors qu'on aurait senti les oscillations du liquide, de tirer en dehors le péricarde et de l'inciser longitudinalement (fig. 60).

Laënnec modifia d'une autre façon la méthode de Riolan en proposant de prolonger la trépanation du sternum jusqu'à la base de l'appendice xiphoïde. Boyer en était aussi partisan.

1. Skiellerup, in Roger, *Loc. cit.*, p. 1271.

Richerand défendit encore ce procédé ; il voulait qu'on le complétât par une injection iodée intrapéricardique et établissait un parallèle entre le traitement de l'hydropéricarde et celui de l'hydrocèle.

En réalité, cette opération fut pratiquée la première fois par Malle[1], chirurgien militaire : celui-ci trépana le sternum chez une jeune tuberculeuse atteinte de péricardite, puis il fit l'incision du péricarde dans le fond de la plaie osseuse. Le résultat immédiat fut très satisfaisant, malgré les mèches cératées introduites dans la plaie ultérieurement : des injections intrapéricardiques furent peut-être moins heureuses. La malade mourut de tuberculose intestinale et pulmonaire.

Bekmann[2] procéda à la trépanation du sternum à la hauteur des dernières côtes. Après l'incision du péricarde il évacua un litre et demi de pus, pratiqua un lavage et laissa un drain. Pour assurer l'écoulement, il plaçait le malade couché sur le côté droit et la partie inférieure du corps soulevée par des oreillers. Il obtint une complète guérison.

On a fait à la trépanation de nombreux reproches. Roger pense qu'on doit craindre la suppuration osseuse ; Baizeau s'inquiète des infil-

1. Malle, *Traité d'anatomie chirurg. et de méd. opér.*, Paris, 1855, p. 889. — Février, *Contribution à la chirurgie du péricarde. Paracentèse et péricardotomie*, (*Bul. gén. de thérap. médic. et chirurg.*, Paris, 1889, t. I, p. 107).

2. Bekmann, *Contribution à l'étude de la péricardotomie*, (*Bul. des travaux de la Soc. médic. russe.* Varsovie, 1891 p. 69).

trations du liquide péricardique se faisant dans
le médiastin ; Delorme et Mignon voient, dans la
situation variable des culs-de-sac pleuraux, le
grand danger de l'opération ; ils considèrent
d'autre part qu'elle ouvre une voie insuffisante.
Peut-être, à ce propos, doit-on faire remarquer
que rien n'empêcherait d'appliquer autant de
couronnes de trépan qu'il serait nécessaire pour

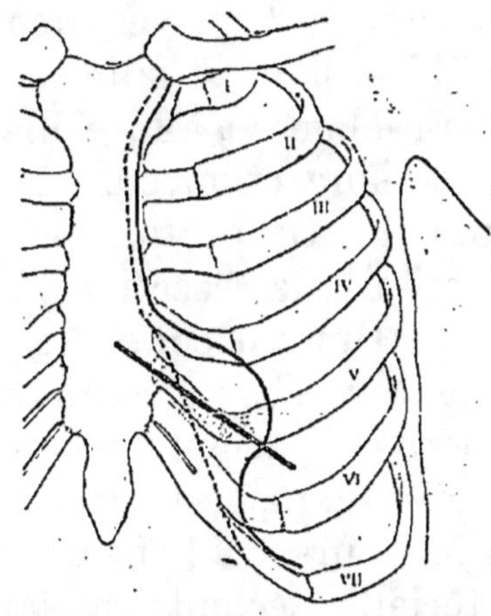

Fig. 61. — Péricardotomie. Procédé de Durand. — Incision parallèle au
5e cartilage costal. Résection de ce cartilage. Si le décollement de la
plèvre est difficile, encoche sur le bord sternal.

avoir du jour, recliner la plèvre et faire au péricarde l'incision qu'on croirait bonne. Il est difficile, ou pour mieux dire trop facile, de discuter
sur une opération qui a été mise si rarement en
pratique. Constatons du moins que si Roger et
Maurice Raynaud considèrent qu'il s'agit là
d'une opération compliquée, les seuls chirurgiens qui l'aient pratiquée la déclarent facile.

Si la trépanation du sternum paraît avoir été

abandonnée, la résection de ses bords a été depuis vivement conseillée, en particulier par Durand qui la considère comme la méthode de choix.

Le procédé proposé par Durand [1] n'est qu'une combinaison de ceux de Ollier et de Delorme et Mignon, l'auteur, y ajoute seulement la résection sternale dans certains cas que nous allons indiquer (fig. 61).

La peau est coupée transversalement comme le veut Ollier ; l'incision est faite sur le 5ᵉ cartilage costal, parallèlement à lui ; elle commence sur la ligne médiane et mesure 7 ou 8 centimètres de longueur. On pratique ensuite l'isolement, la dénudation et la résection du 5ᵉ cartilage.

A ce moment, Durand conseille de faire de parti pris la ligature des vaisseaux mammaires internes aux bords supérieurs et inférieurs de la plaie. On se mettrait ainsi à l'abri et d'une lésion accidentelle, au cours de l'opération, et d'une ulcération artérielle secondaire dans l'avenir.

Durand conseille donc de se contenter de la résection du 5ᵉ cartilage costal sans pratiquer la résection du 6ᵉ, comme le veulent Delorme et Mignon ; en revanche, il accepte leur procédé pour décoller la plèvre, mais ne le croit pas toujours possible.

Ce décollement [2] serait facile chez les sujets

1. Durand, *De la résection préliminaire du 5ᵉ cartilage costal pour aborder le péricarde*, (*Rev. de chir.*, Paris, juin 1896, p. 485).

2. Lagoutte et Durand, *Contribution à l'étude de l'anatomie du péricarde*, (*Gazette hebdomadaire de méd. et chir.*, Paris, 1894, nᵒ 6, p. 67).

qui n'ont pas présenté d'inflammation des or-

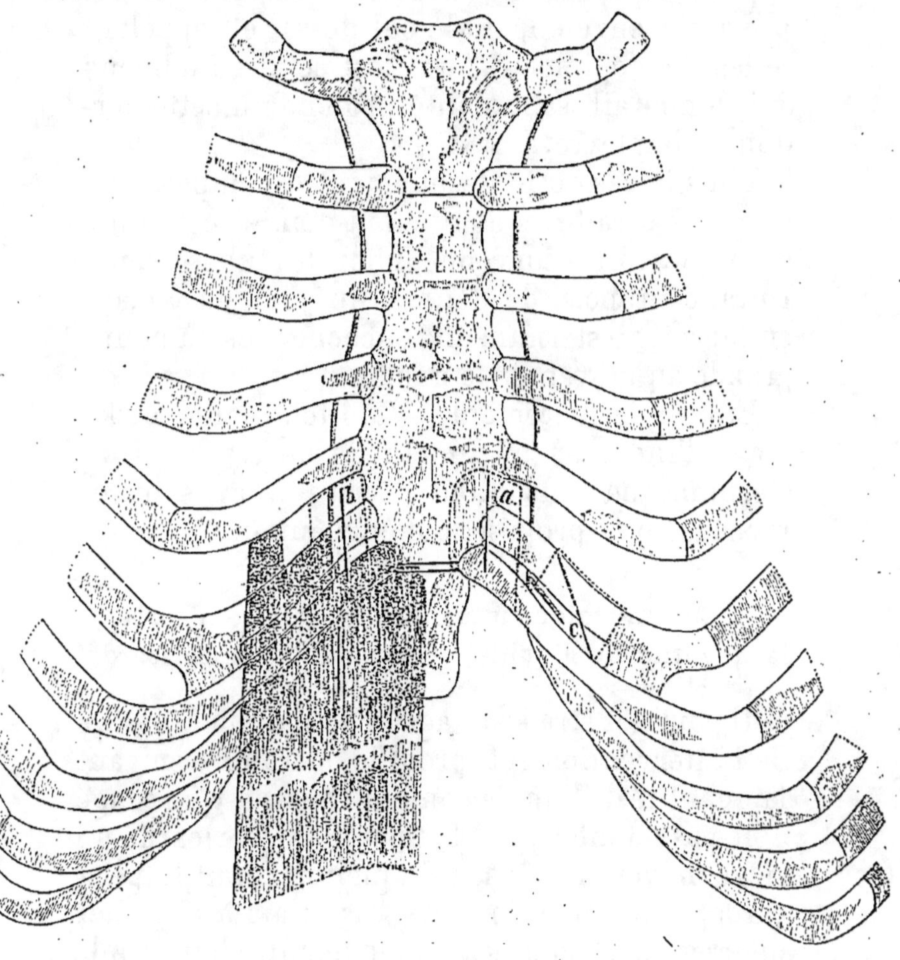

Fig. 62. — Péricardotomie. Comparaison des procédés différents suivant la quantité de liquide contenu dans le péricarde (Voïnitch-Siano-jentzky).

a, au cas d'épanchement de moins de 150 centimètres cubes; *b*, au cas d'épanchement moyen de 400 à 800 grammes, (la ligne *b* portée à droite de la figure pour la simplifier correspond en réalité au côté gauche du sternum); *c*, au cas d'épanchement dépassant 800 centimètres cubes.

ganes respiratoires; mais il serait très diffi-

cile et même impossible chez les tuberculeux,
car on ne trouverait plus chez eux ces franges
adipeuses enveloppant le cul-de-sac et rappelant
celles de l'épiploon ; or, c'est ce tissu adipeux
qui donnerait sa mobilité profonde à cette portion de la plèvre.

Dans le cas où le décollement est impossible,
et ce cas serait fréquent, étant donné le nombre
des péricardites survenues chez des tuberculeux,
Durand propose de donner du jour en dedans
en faisant au sternum une encoche plus ou moins
grande au moyen de la gouge.

Enfin, dernièrement, Voïnitch-Sianojentzky
vient d'indiquer une méthode de résection du
sternum que nous allons décrire avec les autres
procédés que propose le même auteur.

4° Modification au manuel opératoire d'après la quantité de liquide contenu dans le péricarde.

Il pourrait être avantageux de modifier le siège
de l'intervention et le procédé opératoire suivant
la quantité de liquide contenu, aussi a-t-on songé
à ne pas adopter pour l'incision du péricarde un
siège moyen au niveau duquel on ferait la péricardotomie, dans tous les cas, mais à chercher
une région spéciale suivant la quantité du liquide
qu'on aura pu diagnostiquer.

Voïnitch-Sianojentzky a proposé trois opérations différentes suivant qu'il s'agirait d'un petit,
moyen ou gros épanchement, et comme pour
chacun de ces cas il indique un procédé offrant
quelque particularité, nous avons cru devoir

décrire les trois procédés du même auteur.

A. Procédé de Voïnitch dans le cas de petit épanchement. — C'est aux épanchements ne dépassant pas 150 centimètres cubes que s'adresse ce procédé.

On a peu de chance d'en faire le diagnostic précis sans avoir recours à une ponction; mais celle-ci ne restera jamais qu'exploratrice; car si l'on juge utile une intervention pour un si médiocre épanchement, c'est qu'il s'agit de pus; or, le pus réclame l'incision.

Suivant quelle ligne se fera celle-ci? Le péricarde ne contenant qu'une si petite quantité de liquide, se rapproche beaucoup en tant que rapports du péricarde normal; or, nous avons vu déjà (fig. 51) à quelle ligne superficielle correspondait le plus souvent le grand diamètre de l'espace interpleural. C'est au niveau de cette ligne qu'on interviendra (fig. 63).

On cherchera donc, comme point de repère, le tubercule correspondant à la 6e articulation chondro-sternale, et on pratiquera à ce niveau une incision longitudinale intéressant la peau, le tissu cellulaire sous-cutané et l'aponévrose superficielle. L'incision aura environ 6 centimètres de longueur; elle sera telle que la saillie de la 6e articulation chondro-sternale corresponde environ en son milieu (fig. 62 a).

L'incision qu'on vient de tracer ainsi n'a pas découvert l'articulation; celle-ci est encore protégée par une couche fibreuse résistante, très adhérente aux parties sous-jacentes et se continuant en bas avec l'aponévrose d'enveloppe du grand droit de l'abdomen ; d'autre part, ce dernier muscle envoie certaines de ses fibres jusqu'à ce niveau : on incisera de haut en bas cette *aponévrose pré-sternale*.

Au-dessus de la 6ᵉ articulation servant de point de repère, l'incision rencontre la face antérieure du sternum ; au-dessous, elle coupe longitudinalement les fibres du droit de l'abdomen. On

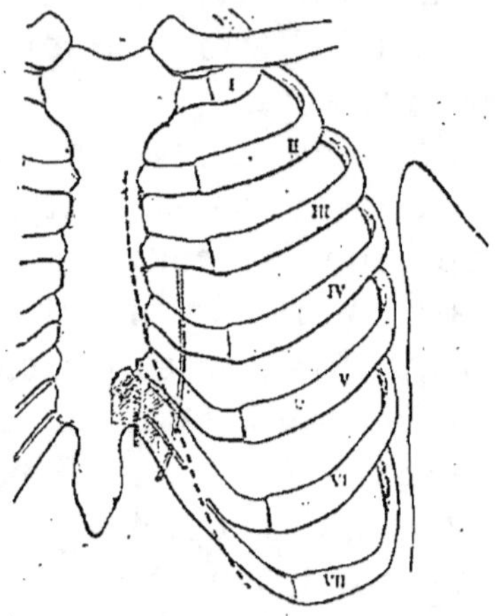

Fig. 63. — Péricardotomie pour petits épanchements. — Incision verticale de 6 centimètres de longueur passant par l'articulation sternale du 6ᵉ cartilage. Résection des 6ᵉ et 7ᵉ cartilages et d'une portion du bord gauche du sternum.

découvre alors le cartilage de la 7ᵉ côte et dans le 6ᵉ espace quelques faisceaux musculaires à peine reconnaissables et d'ailleurs inconstants.

Pour bien mettre à découvert ces divers éléments, on décolle ce que nous avons appelé l'aponévrose pré-sternale, en se servant d'une rugine pour la désinsérer de l'os et d'un bistouri pour la détacher du cartilage. On rejette de même à droite et à gauche les fibres du grand droit. Ainsi se trouve mise à jour une petite région ostéo-cartilagineuse, correspondant au niveau de la hauteur du 5ᵉ espace, au bord gauche du sternum; plus bas, aux cartilages de la 6ᵉ et de la 7ᵉ côte; ceux-ci sont très obliques, presque longitudinaux. C'est cette petite région qui est entourée d'un pointillé dans la figure 62. *a*.

Cette surface ostéo-cartilagineuse peut être enlevée à la rugine creuse et tranchante, que l'on manœuvre de bas en haut. On fait ainsi disparaître 3 centimètres de l'extrémité sternale du cartilage de la 7ᵉ côte, la 6ᵉ articulation sterno-costale, et enfin une petite portion du sternum.

On arrive alors au feuillet aponévrotique rétro-sternal, qui se trouve constitué par des éléments complexes : périoste et périchondre, ligaments postérieurs des articulations sterno-costales, insertions tendineuses du muscle triangulaire.

On coupe ce feuillet aponévrotique avec précaution et sans s'écarter de la ligne d'opération ; on pénètre ainsi dans le tissu cellulaire du médiastin antérieur; mais l'accès de cette région serait insuffisant si l'on se contentait d'inciser le feuillet aponévrotique rétro-sternal; celui-ci est, en effet, si résistant qu'il ne se laisse pas déplacer par les écarteurs; il faut donc, avec des ciseaux, inciser les bords de la plaie aponévrotique, en ayant grand soin de ne pas intéresser le tissu cellulaire sous-jacent, qui, lui, peut contenir le cul-de-sac pleural.

Ce tissu cellulaire apparaît alors comme creusé par un profond entonnoir, ce qui tient à la tendance qu'ont le cœur et le péricarde à se porter en arrière, le sujet étant sur le dos. Le bistouri ou les ciseaux seront généralement utiles pour se frayer un chemin dans ce tissu cellulaire, car il se trouve parcouru par des fibres résistantes venant en partie du ligament sterno-péricardique décrit par Luschka.

Le péricarde apparaît enfin, blanc, brillant, transparent parfois chez les enfants. On pince alors le péricarde; en tirant sur lui, on détermine un pli. Si des adhérences entre le péricarde et le cœur existaient, le pli ne se formerait pas.

Avant d'ouvrir le péricarde, on le suture aux bords du feuillet aponévrotique rétro-sternal. Il est bon de ne pas trop tirer sur le pli péricardique pour faciliter cette suture, car, en faisant ainsi, on risquerait de déplacer les culs-de-sacs pleuraux qui pourraient être pris par l'aiguille.

On peut, à ce moment, pratiquer une ponction exploratrice, au cas où on ne l'aurait pas fait avant la suture : la ponction ainsi faite au niveau du pli péricardique ne peut offrir aucun inconvénient.

Le péricarde plissé est ouvert avec un bistouri ou des ciseaux; lors de petits épanchements, non seulement il ne sortira pas une goutte de pus, mais encore l'air pénètre avec bruit. Si on fait asseoir le malade, le pus sort en jet.

Mais pour que son évacuation soit complète, il faut que l'incision ait été conduite jusqu'au diaphragme et qu'il ne reste pas d'espace mort.

L'opération que nous venons de décrire à gauche, peut, dans certains cas, être indiquée

à droite, quoique de ce côté la limite inférieure
du péricarde soit un peu plus haute ; il n'en sera
pas moins avantageux de réséquer le 7ᵉ cartilage,
ce qui donne beaucoup de jour.

Il est certains cas, alors par exemple qu'un
épanchement ou une tumeur abdominale sou-
lèvent le diaphragme, où la limite inférieure du
péricarde est assez remontée pour que celui-ci
ne soit accessible qu'en sacrifiant le 5ᵉ cartilage ;
au cas où cette disposition pourrait être prévue,
il serait inutile de réséquer les 6ᵉ et 7ᵉ cartilages ; grâce à la largeur des 5ᵉ et 6ᵉ espaces, on
pourrait se contenter de la résection du 5° cartilage.

Ce qui facilite beaucoup le manuel opératoire
de ce procédé de péricardotomie, c'est l'absence
presque complète de couche musculaire à ce niveau : il suffit de regarder une planche anatomique de cette région pour s'en convaincre.

Toutefois, il pourra arriver que le tubercule
de la 6ᵉ articulation chondro-sternale soit difficile à percevoir, alors que celui de la 7ᵉ articulation se sentira très facilement. Il suffit alors
de se souvenir que l'incision doit passer sur le
bord externe de la 7ᵉ articulation.

Enfin, il se peut qu'aucun de ces deux tuber-
cules ne soit facile à percevoir directement ; il
faudra, alors, déterminer la situation de la ligne
d'opération par rapport à la ligne médiane,
comme nous l'avons indiqué à propos de la topographie de la région (fig. 51).

Mais parfois il peut être délicat de déterminer
de façon précise cette ligne médiane, car le ster-

num est un os ordinairement asymétrique ; il sera préférable alors de prendre comme point de repère, en haut, le milieu du bord sternal supérieur, et en bas, le centre de la fossette épigastrique.

On peut éprouver, au cours de l'opération, la crainte d'être descendu trop bas et de passer sous la limite inférieure du péricarde : on serait averti de cette erreur en ce qu'au lieu du péricarde, on rencontrerait les fibres longitudinales du diaphragme.

D'ailleurs, le tissu cellulaire du médiastin antérieur présente un aspect différent, suivant qu'on le considère à la hauteur des attaches du diaphragme ou à la hauteur du péricarde; dans le premier cas, le tissu cellulaire ne présente aucune dépression, soutenu qu'il est par le diaphragme, qui n'a pas tendance à s'éloigner de la paroi; il n'en est pas de même au niveau du péricarde.

Si dans les grands épanchements on voit le tissu cellulaire faire hernie dans la plaie, en revanche, dans les petits épanchements qui nous occupent pour l'instant, on voit, le sujet étant couché, le tissu cellulaire attiré en arrière par le péricarde et le cœur, présenter un entonnoir d'autant plus profond qu'on se trouvera en un point plus élevé, le péricarde s'éloignant de la paroi sternale de bas en haut.

Voïnitch considère comme dangereuse et infructueuse la recherche du bord pleural avec le doigt; il déconseille pareillement de rejeter latéralement les culs-de-sac sans chercher à les voir, ainsi que le veulent Delorme et Mignon ; enfin, il pense qu'il serait téméraire d'enlever dans le médiastin du tissu cellulaire ou des lobules graisseux avec des ciseaux, attendu qu'on risquerait d'ouvrir le cul-de-sac pleural, dissimulé derrière la graisse ou le tissu cellulaire.

La suture du péricarde et du feuillet aponévrotique rétro-sternal sera avantageusement pratiquée avec une aiguille intestinale très courbe ; on commencera la suture par en bas, au point où les tissus sont le moins éloignés.

On conçoit la nécessité de faire cette suture avec grand soin, si l'on veut éviter l'infiltration du pus et la médiastinite consécutive ; peut-être, en effet, serait-il plus dangereux de la mal faire que de ne la pas faire du tout : l'infection du tissu cellulaire précordial serait, en pareil cas, d'autant plus grave qu'elle évoluerait en une région qu'on aurait fermée de toutes parts.

Le péricarde est, chez les enfants, assez mince pour laisser voir par transparence un épanchement séreux se déplaçant devant le cœur ; un épanchement purulent suffit à rendre opaque le péricarde.

Mais la fenêtre ouverte dans le thorax est bien insuffisante pour faire du cœur un examen utile ; ce n'est qu'une petite portion du ventricule droit qu'on peut apercevoir ; c'est dire que le procédé que nous venons d'indiquer serait très insuffisant en cas de plaie du cœur, à moins qu'on ne prolonge en haut l'incision et qu'on ne résèque les 5e et 4e cartilages.

D'une façon générale, le manuel opératoire

ci-dessus serait sans grandes difficultés; Voïnitch dit l'avoir répété cinquante fois sur le
cadavre sans jamais avoir ouvert la plèvre.

B. Procédé de Voïnitch dans les cas d'épanchements moyens. — L'auteur fait rentrer dans
cette catégorie les épanchements de 400 grammes

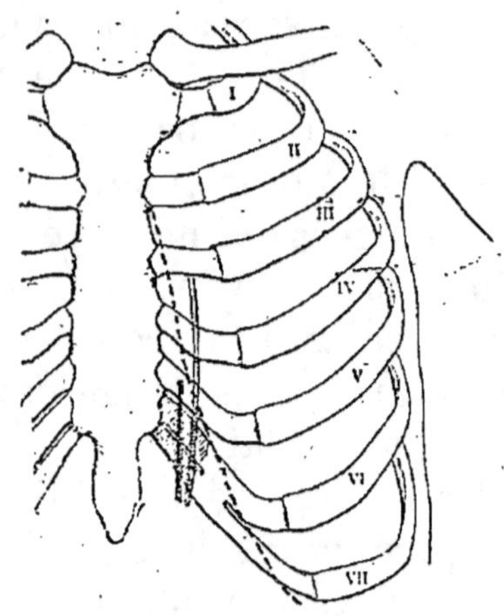

Fig. 64. — Péricardotomie au cas d'épanchement moyen de 400 à
800 grammes. — Incision longitudinale sur la ligne juxta-sternale.
Résection des 5e et 6e cartilages sans résection sternale. L'artère mammaire interne comprise dans le champ opératoire doit être liée. Le
cul-de-sac pleural est porté en dehors par l'épanchement péricardique.

en moyenne, en tout cas inférieurs à 800 grammes.

Ces péricardites sont, le plus souvent, diagnostiquées pendant la vie : douleurs à la région
précordiale et sensibilité à la pression, augmentation de la matité, déplacement du choc de la
pointe, qui ne correspond plus à la limite de la
matité, forme triangulaire à base inférieure de
cette matité, diminution du choc et éloignement
des bruits cardiaques, tels sont les signes qui se
trouvent rarement tous réunis, mais dont quel-

ques-uns suffisent pour faire poser le diagnostic.

Quant à pouvoir apprécier cliniquement la quantité exacte du liquide contenu dans le péricarde, la chose nous semble des plus difficiles; ce qui paraît à retenir des recherches entreprises sur ce point, c'est que les épanchements dits moyens n'entraînent qu'une augmentation assez peu considérable de la matité précordiale; celle-ci ne dépasse guère, à gauche, la ligne du mamelon; elle s'étend le plus souvent, en haut, jusqu'à la 3ᵉ côte, en bas, jusqu'à la 6ᵉ côte.

Si pour de pareils épanchements on ne préconise pas l'incision qui suivrait exactement le bord sternal, c'est que la suture du péricarde au feuillet aponévrotique rétro-sternal serait en ce cas fort difficile. La ligne d'opération qui paraît préférable est celle qui se trouve représentée en P*ss* dans la fig. 51 et que nous avons déjà appris à déterminer; c'est elle qui correspond encore au grand diamètre de l'espace interpleural dans les épanchements peu abondants, mais compliqués, d'une pleurésie droite, d'adhérence de la plèvre gauche, d'atrophie du poumon gauche.

Cette ligne d'opération évite de faire aucune résection sternale; son inconvénient est de correspondre au trajet de la mammaire interne au niveau des 6ᵉ et 7ᵉ côtes, aussi la ligature de ces artères devient-elle obligatoire dans bien des cas.

Le manuel opératoire ressemble beaucoup à celui que nous avons déjà étudié (fig. 64); l'incision a les mêmes limites, mais est placée un peu en dehors; la résection du sternum est inutile et l'on se contente de réséquer les extrémités des 6e et 7e cartilages costaux. Au lieu du feuillet aponévrotique rétro-sternal, on trouve les fibres du triangulaire du sternum recouvertes en arrière d'une mince aponévrose; c'est elle qu'on suturera au péricarde. Si au lieu d'une incision longitudinale on menait une incision suivant le 6e espace intercostal, les modifications seraient peu importantes, étant donnée l'obliquité des cartilages à ce niveau; ce seraient toujours les 6e et 7e cartilages qu'il faudrait réséquer; mais la forme du segment cartilageux à enlever différerait un peu; quant à l'artère mammaire interne, la ligature n'en serait que plus indiquée.

C. **Procédé de Voïnitch pour les cas d'épanchements considérables.** — C'est aux épanchements dépassant 800 grammes que s'adresse ce procédé (fig. 65).

La disparition de l'espace de Traube, la dyspnée, la difficulté de la déglutition, la cyanose, la déformation de la région précordiale, l'œdème et la dilatation des veines de la région, l'absence de choc cardiaque, la respiration bronchiale constatée au dessous de l'angle de l'omoplate gauche (signe de Bamberger), le pouls paradoxal (Kussmaul), les symptômes dus à la congestion des différents viscères, tels sont les caractères cliniques des abondants épanchements qui nous occupent.

Ils entraînent une modification sensible dans la forme et l'étendue de la matité précordiale; à droite, elle dépasse le bord droit du sternum, et à gauche elle va jusqu'à la ligne axillaire antérieure, en haut jusqu'au premier espace intercostal et en bas jusqu'à l'hypocondre gauche.

Chaque fois qu'on se trouvera en présence de pareils symptômes, il faut s'attendre à trouver plus d'un litre de liquide dans le péricarde, nous dit Voïnitch-Sianojentzky et ce sont, en effet, les symptômes qu'ont pu constater Rosenstein[1],

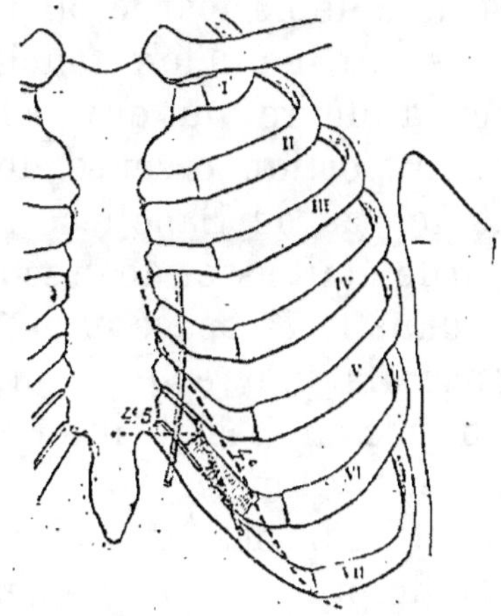

Fig. 65. — Péricardotomie pour épanchement supérieur à 800 grammes. — Incision sur le 6ᵉ cartilage commençant à 4 cent. 5 de la ligne médiane, résection de 4 centimètres du 6ᵉ cartilage costal. L'artère mammaire reste en dedans, la plèvre en dehors du champ opératoire

West[2], Ebstein[3], Kummel[4], Kast[5], Michaïloff, Dolratvorsky.

1. Rosenstein, *Ein Fall von Incision des Pericardium.* (*Berlin. klin. Wochenschr.*, 1881, n° 5, p. 61).

2. West, *A case of purulent pericarditis treated by paracentesis and by free incision. The statistics of paracentesis pericardii*, (*Med. chir. Transact.*, London, 1883, p. 235-256).

3. Ebstein, *Uber die diagnose beginnender der Flussigkeits Ansammlungen im Herzbeutel*, (*Virch. Arch*, Berlin, 1892, Bd 130, p. 418).

4. Kummel, *Ein Fall von Ponction Pericardii*, (*Berlin. klin. Wochenschr.*, 1883, XVII, n° 10, 23, p. 324).

5. Kast, *Ueber eiterige Pericarditis bei Tuberculose der Mediastinaldrüsen*, (*Virch. Arch.*, 1884, B. 96, H. 3).

Ce qui facilite singulièrement la tâche du chirurgien dans ces grands épanchements, c'est l'écartement des culs-de-sac pleuraux et l'éloignement de l'espace interpleural qui en résulte ; les cas tels que ceux de West, Kœrte, Sapelier et Darier [1], Kummel, en donnent bien une idée.

West entra dans le péricarde par une incision faite au-dessous du mamelon gauche. Kœrte [2], sans intéresser la plèvre, put ouvrir le péricarde au niveau de la portion osseuse de la 5e côte gauche. Dans le cas de Sapelier et Darier, le fond du péricarde était assez abaissé pour qu'une ponction faite dans le 7e espace intercostal entrât dans la séreuse ; la plèvre qui contenait trois litres de liquide n'avait pas été intéressée comme devait le prouver l'autopsie.

Ce sont, il est vrai, des exceptions qu'il faudrait se garder de prendre pour type.

Mais même alors qu'il ne s'agit que d'un épanchement de 800 grammes, le 6e espace intercostal gauche correspond au péricarde dans une grande étendue. On a donc assez de place pour pratiquer une incision en dehors de l'artère mammaire interne, et il n'y a aucun inconvénient à la diriger parallèlement au 6e espace. Celui-ci étant trop étroit, il sera indispensable de faire la résection d'une portion du 6e cartilage. Pour être certain de ne pas atteindre l'artère mammaire

---

1. Sapelier et Darier, *Péricardite tuberculeuse : épanchement considérable, ponction du péricarde au lieu d'élection*, (*Gaz. hebdom.*, Paris, 1883, n° 2, p. 25).

2. Kœrte, *Operativ behandeleter Pericarditis*, (*Berlin. klin. Wochensch.*, 1892, n° 5, p. 104).

interne, on commencera l'incision à 3 cent. 5 du bord sternal ou 4 cent. 5 de la ligne médiane.

Tout d'abord, on cherchera le tubercule de la 6° articulation chondro-sternale gauche ; on se portera sur la même côte à un travers de doigt en dehors et on commencera en ce point une incision de 6 centimètres de longueur. Après avoir intéressé la peau, le tissu cellulaire sous-cutané et l'aponévrose, on désinsère le muscle droit au niveau de la 6° côte et, si l'on peut, on enlève le périchondre de celle-ci. Ensuite, avec une rugine, on enlève 4 centimètres environ du 6° cartilage, de telle façon que le fragment carti-lagineux antérieur ait encore 3 à 5 centimètres environ de longueur.

Quand on arrive aux tissus plus profonds, périchondre, muscle triangulaire, feuillet aponé-vrotique profond, il est préférable de pratiquer une incision oblique par rapport à l'incision superficielle et de la faire telle que son extrémité inférieure s'appuie sur le bord supérieur de la 7° côte (fig. 65) ; on se rapprochera ainsi du point le plus déclive du péricarde.

Le 6° espace intercostal est assez étroit pour que la branche diaphragmatique de l'artère mam-maire interne puisse être blessée ; il ne semble pas que l'hémorragie qui en résulte soit inquié-tante.

La méthode que nous venons de décrire se rapproche beaucoup, en somme, de celle que Desault avait imaginée ; seulement, celui-ci ne pratiquait pas de résection de la 6° côte ; il se con-tentait d'une incision dans le 6° espace. Desault ne pénétra d'ailleurs pas dans le péricarde comme il le croyait, mais seulement dans la plèvre; son projet de péricardotomie se transforma en somme en pleurotomie, et cela ne doit aucunement nous étonner.

En effet, à l'état normal, l'incision dans le 6ᵉ espace, telle que nous l'avons décrite, correspond en partie au diaphragme, en partie au cul-de-sac pleural; mais en cas de pleurésie gauche avec épanchement, l'incision correspond tout entière à la plèvre.

En revanche, elle correspond uniquement au péricarde, si celui-ci contient une grande quantité de liquide et s'il n'existe pas d'épanchement pleural gauche.

Par l'étroite brèche que présente le 6ᵉ espace, Desault introduisit difficilement un doigt et sentit un corps résistant qu'il prit pour le cœur : c'était le bord du poumon; pareille erreur n'est plus possible alors qu'on s'est donné assez de jour en réséquant la 6ᵉ côte.

Il est assez difficile de préciser, lors de grand épanchement du péricarde, dans quelle mesure les lésions du voisinage peuvent agir sur la forme de l'espace interpleural; il semble bien cependant, en s'en tenant à la clinique, que dans tous les cas d'épanchement considérable le péricarde ait été abordable en un point éloigné de la ligne médiane sans intéresser la plèvre, même alors que celle-ci contenait elle-même du liquide.

Dickinson [1], par exemple, opéra un enfant de

1. Dickinson. *Purulent pericarditis succesfully treated by*

dix ans, chez lequel il avait diagnostiqué d'une part une péricardite et d'autre part une pleurésie gauche; le diagnostic paraît bien avoir été vérifié par les ponctions faites dans la plèvre et dans le péricarde et fournissant pour chacun des cas un liquide différent. Or, on pratiqua ensuite dans le 5e espace droit une incision par laquelle il s'écoula du péricarde une énorme quantité de pus, sans qu'il soit permis de croire que la plèvre eût été intéressée; la guérison du malade ne se fit qu'au bout de deux mois et demi.

Il existe un certain nombre de faits analogues qui tendraient à laisser croire qu'au cas de grand épanchement du péricarde on peut, quel que soit l'état des plèvres, aborder le péricarde, sans crainte, à gauche et même à droite du sternum. Toutefois, Voïnitch pense qu'il faut être très réservé et que tout laisse supposer que sur un sujet porteur en même temps d'un épanchement péricardique et d'un épanchement pleurétique, c'est le plus important des deux qui aura l'influence la plus marquée sur la situation du cul-de-sac.

Si donc la péricardite à gros épanchement est accompagnée d'épanchement de la plèvre, il serait prudent d'en revenir au procédé indiqué pour les épanchements moyens.

Si, d'autre part, le malade présentait un épanchement ou une lésion abdominale susceptible de soulever le diaphragme, il semblerait prudent de ne pas réséquer le 6e cartilage, mais plutôt le 5e, d'après le procédé d'Ollier.

aspiration and drainage, (*The British med. journ.*, London, 1888, vol. II, p. 1249).

Soins consécutifs à l'opération.

Position à donner au malade. — Nous avons déjà étudié, à propos de l'anatomie topographique de la région, quelle était la position la plus favorable pour faciliter l'écoulement du liquide contenu dans le péricarde.

Si on laisse le malade étendu sur le dos, le liquide tend à rester en arrière du cœur : que le malade s'assoie, et le liquide sortira assez facilement par la plaie, pourvu que celle-ci ne soit pas éloignée du diaphragme et soit le plus à gauche possible.

Le facile écoulement de l'épanchement n'a pas seulement une grande influence sur l'état général, mais encore sur la marche locale de la maladie ; si le pus ne s'écoule pas, il peut se former des foyers purulents qui se limitent et s'enkystent et sur lesquels la péricardotomie n'a plus aucune influence, même alors que l'incision reste ouverte : tel le cas de Bekman[1].

La situation à donner au malade sera bien différente, si la péricardotomie a été faite à la partie supérieure du péricarde. C'est ainsi que nous voyons Bekman, après une péricardotomie à la hauteur de la deuxième côte, placer son malade couché sur le côté droit, la tête basse, le bassin soulevé par un oreiller. Mais nous avons vu déjà, qu'en pareil cas, l'écoulement ne peut être que médiocre et qu'il ne pourrait être satisfaisant que si le sujet était couché sur le ventre.

---

1. Bekman, *Loc. cit.*, p. 69.

Des lavages du péricarde. — Parker rapporte un cas où le malade mourut brusquement, sur la table d'opération, au cours d'un lavage du péricarde ; mais, comme Voïnitch le fait remarquer, ce cas ne peut être considéré comme concluant, étant donné l'état dans lequel se trouvait le malade ; lui-même a fait de nombreuses expériences d'où il résulte que chez les animaux, tout au moins, le lavage du péricarde, loin d'être dangereux, agit plutôt comme un excitant du cœur, quelle que soit la température de 0° jusqu'à 40°.

Le plus grand nombre des chirurgiens qui ont pratiqué le lavage du péricarde paraissent en avoir été satisfaits, tels : Bronner, Eiselsberg, Portzensky, Machaïloff, Klefberg, Kœrte, etc. Plusieurs d'entre eux se servent d'eau bouillie ; quelques-uns employèrent des antiseptiques : Bronner, l'acide phénique ; Portzensky, l'acide salicylique ; Kœrte, l'isol ; Eiselsberg, l'émulsion glycéro-iodoformée.

Quelque peu partisan que l'on soit des lavages en général, il faut reconnaître que le péricarde est une des séreuses les mieux disposées pour bénéficier de ceux-ci. On ne peut craindre de communication avec un organe voisin comme lorsqu'il s'agit de la plèvre, et il suffit que le malade se couche et s'assoie successivement pour que le liquide ait chance de se répandre en tous les points du péricarde et d'en sortir facilement.

Peut-être, cependant, le drainage est-il là encore très suffisant.

Drainage. — Bien des auteurs se sont contentés d'un tube gros et court introduit dans le péricarde à une petite profondeur ; son rôle le plus certain était d'empêcher l'incision de se fermer, mais peut-être n'aidait-il que médiocrement au drainage, car il prenait toujours une direction oblique telle, que le liquide pour sortir par le drain devait suivre une marche ascendante.

Dans certains cas, il semble bien que l'opérateur plaça le drain de façon à ce que celui-ci pût plonger dans le péricarde et faciliter la sortie du liquide. Certains chirurgiens placèrent deux drains dans la plaie, tel Partzenski ; Bekmann se servit d'un drain gros et épais ; Delorme et Mignon proposent de laisser deux drains, l'un de 5 centimètres de longueur, allant à gauche jusqu'au contact de la paroi interne, l'autre, long de 10 centimètres, qui irait dans l'angle droit du péricarde.

Voïnitch-Sianojentzky a beaucoup préconisé le drainage au moyen de gaze, ses expériences lui ayant prouvé la facilité avec laquelle le péricarde supporte les corps étrangers. Chez l'homme, d'autre part, on a souvent constaté, dans le péricarde, la présence de corps étrangers à la suite d'une plaie, ou de dépôts calcaires qui, pendant la vie, n'avaient donné lieu à aucun symptôme grave.

Pour que ce drainage à la gaze donne un bon résultat, il faudrait que la mèche introduite fut portée au point déclive du péricarde, c'est-à-dire dans le cul-de-sac en bas et à gauche. Nous avons

vu qu'il était difficile de glisser cette mèche,
le malade étant assis, car le cœur vient fermer
la plaie, mais il est facile de la placer avec une
pince courbe si le malade est couché.

Anesthésie.

Alors que l'opération sera faite dans de bonnes
conditions et chez un malade capable de supporter le chloroforme, il ne nous semble pas
qu'il y ait lieu d'hésiter à l'endormir. C'est,
d'ailleurs, ce qu'ont fait entre autres Sievens[1],
Kœrte[2], Gussenbauer[3].

Hindenlang[4] a même endormi son malade
pour effectuer la ponction.

En revanche, si le malade est épuisé, si l'on
peut craindre qu'il ne supporte pas le chloroforme, si l'opération paraît d'urgence absolue,
on pourra se contenter de l'anesthésie locale.
La cocaïne employée par Bekman paraît devoir
être plus avantageuse que ceux des anesthési-
ques qui agissent uniquement sur la peau.

III. — INDICATIONS DE LA PÉRICARDOTOMIE.

Il est difficile de comparer la valeur des divers
procédés de péricardotomie, étant donné qu'ils
ne sont pas tous entrés dans la pratique. Aussi,

1. Sievens, *Ueber incision und drainage bei Pyopericardium*,
(*Zeitschr. f. klin. Medic.*, Berlin, 1893, Bd 23, p. 26).
2. Kœrte, *Berlin. klin. Wochen.*, 1892, n° 5, p. 104.
3. Gussenbauer, *Prager medic. Wochen.*, 1884, p. 454.
4. Hindenlang, *Deutsche Arch. f. klin. Medic.* Leipzig, 1879,
p. 452.

lorsqu'en appréciant celui de Delorme et Mignon, on dit que cette opération a fourni d'excellents résultats à leurs auteurs [1], il faut entendre, pensons-nous, les résultats obtenus sur le cadavre, car c'est à la suite des insuccès fournis par d'autres procédés et publiés dans leur mémoire, que Delorme et Mignon ont proposé la méthode que nous avons étudiée : elle s'appuie sur une disposition anatomique intéressante du cul-de-sac pleural et doit donner du jour à l'opérateur.

Que ce soit là le procédé qui doive être adopté dans l'avenir ou qu'on lui préfère tel autre, il est un point qui paraît bien établi, c'est la nécessité de faire précéder la péricardotomie d'une résection cartilagineuse. Du moment que l'on se décide à faire une incision du péricarde, il faut entreprendre, de parti pris, cette résection.

Or, d'autre part, la péricardotomie nous paraît être une opération destinée à prendre une certaine importance dans l'avenir ; les cas sont nombreux où elle semble mieux indiquée que la ponction.

Quant à comparer les deux opérations pour décider laquelle des deux est préférable d'une façon générale, ce nous paraît être une tentative condamnée d'avance. Comment d'abord comparer 82 ponctions déjà connues avec 18 péricardotomies réunies par Delorme et Mignon ou 20 par Voïnitch ? Si l'on s'en tient à la statistique pure, la mortalité serait de 40 p. 100 pour l'incision, 66 p. 100 pour la ponction ; mais

____

1. L. Willard, *Presse médicale*, Paris, 6 juin 1896, p. 272.

ces chiffres ne disent rien, car il faut compter les cas où la ponction du péricarde a été faite chez des tuberculeux que l'incision n'aurait probablement pas sauvés davantage.

L'intérêt n'est pas de chercher la quelle des deux opérations est la plus avantageuse, d'une façon générale, mais quelle est la plus indiquée dans tel ou tel cas particulier.

1° Péricardite purulente.

La présence du pus dans le péricarde nous paraît être l'indication la plus formelle de l'opération.

Peut-être pourrait-elle être discutée alors qu'il s'agit d'étiologie tuberculeuse. On a alors affaire à une sorte d'abcès froid du péricarde et, si l'état général du malade est trop précaire, on peut ne pas oser le soumettre à l'opération. Le chirurgien se contenterait d'une ponction pour lutter contre les accidents immédiats que peut causer la distension du péricarde.

Si l'état général est moins mauvais, il ne semble pas que, même au cas de tuberculose, l'incision soit contre-indiquée ; suivie de drainage, elle a pour le moins autant de chance de succès relatif que la ponction.

Mais c'est au cas de péricardite purulente non tuberculeuse qu'il est surtout indiqué de pratiquer la péricardotomie. La ponction n'a alors aucune raison d'avoir un meilleur résultat que lorsqu'il s'agit d'une pleurésie purulente. Dans un cas comme dans l'autre, il faut, non seulement évacuer le pus, mais lui donner une large voie de sortie et maintenir celle-ci ouverte, en pratiquant un drainage.

Dans un travail sur la chirurgie du péricarde, Février [1] a réuni neuf cas de péricardites purulentes toutes traitées par ponction, toutes suivies de mort : on peut espérer un résultat meilleur de l'incision.

2° Hémopéricarde.

L'hémopéricarde constitue-t-il une indication de péricardotomie? Il faut distinguer entre l'épanchement sanguin traumatique et celui qui survient en cas d'une maladie générale, le scorbut, par exemple.

Le premier fait partie de la chirurgie du cœur et nous aurons bientôt l'occasion de l'étudier.

Quant à l'épanchement du sang dans le péricarde survenant au cours d'une affection générale, nous ne croyons pas qu'il doive être souvent justiciable de l'incision, et cela pour deux raisons : la simple ponction donne d'heureux résultats, et l'incision ne paraît pas avoir chance d'en donner de meilleurs.

Nous trouvons, en effet, dans la statistique de Maurice Raynaud, que la ponction a donné, sur 9 cas d'hémopéricarde, 4 guérisons et 5 morts, ce qui est un résultat relativement encourageant si l'on tient compte de la nature de l'affection causale et de la gravité de l'état général. Or, il ne semble pas que l'incision ait

1. Février, *Bull. génér. de thérap. médic. et chirurg.*, 1889, t. I, p. 107.

pu mieux faire en pareil cas, dans un foyer sanguin; ce qui constitue, en général, l'avantage de l'incision sur la ponction, c'est la possibilité de débarrasser le foyer de caillots; cet avantage n'existe pas alors qu'il s'agit de l'hémopéricarde médical, le sang restant généralement liquide dans la séreuse péricardique. De plus, la gravité de l'état général, la nécessité d'intervenir rapidement, plaident en faveur de l'opération qui est la plus simple, la plus facile et ne nécessite pas l'emploi du chloroforme.

3° Épanchements séreux du péricarde.

Pour établir l'indication de la péricardotomie en cas d'épanchement séreux, il est nécessaire de distinguer entre l'hydropéricarde et la péricardite séreuse.

La distinction n'est certes pas toujours facile et il est tel cas que l'on peut être embarrassé de placer dans la première ou la seconde classe.

Néanmoins, il existe certains épanchements du péricarde, d'ordre mécanique, consécutifs à une maladie de cœur ou des reins, à une modification de la circulation générale, épanchements qui se produisent dans le péricarde comme dans d'autres séreuses, sans qu'il y ait eu inflammation.

Ce sont des cas où nous croyons la péricardotomie tout à fait contre-indiquée; l'évacuation du liquide est un palliatif, on ne peut en espérer une influence curative; la péricardotomie ne fera rien de plus que la ponction, celle-ci est d'autant plus simple qu'il s'agit d'un épanchement aseptique ; on la répétera autant de fois qu'il paraîtra nécessaire, et chaque fois que le liquide, en se reproduisant, créera un nouveau danger pour le fonctionnement du cœur.

La situation est différente en cas de péricardite séreuse. Si celle-ci est aiguë, il semble encore que la ponction soit préférable au début ; elle n'a jamais donné de plus brillants résultats que dans la péricardite survenant au cours d'un rhumatisme articulaire ; l'incision ne ferait pas mieux.

En revanche, si l'inflammation du péricarde persiste, que la séreuse devienne épaisse, scléreuse, doublée de fausses membranes, la ponction ne donne plus que de médiocres résultats, comme nous l'avons constaté dans le chapitre précédent. La péricardotomie ferait-elle mieux ?

Il est permis de se demander si l'incision ne serait pas aussi indiquée dans les péricardites chroniques de cette forme, que dans les vaginalites ou arthrites du même genre, rebelles, elles aussi, à la simple ponction.

CHAPITRE IV

CHIRURGIE DU CŒUR

Les tentatives d'interventions chirurgicales
sont peu nombreuses encore et de date récente ;
toutes ont été faites à propos des blessures du
cœur. Nous n'aurons donc en vue, dans ce chapitre, que les lésions traumatiques du cœur
auxquelles nous ajouterons seulement celles du
péricarde.

Tout d'abord, en effet, on ne peut dire si l'hématome qui se produit dans la séreuse vient d'une
blessure du cœur ou du péricarde. D'autre part,
la thérapeutique est relativement la même : si
l'on intervient l'on se trouve, dans les deux cas,
avoir à choisir entre la simple ponction ou la
large ouverture du péricarde.

I. — LE TRAITEMENT DES PLAIES DU CŒUR AUX DIFFÉRENTES ÉPOQUES.

Au point de vue du traitement, nous divise-
rions volontiers l'histoire des plaies du cœur
en trois périodes :

Dans la première, la plaie du cœur est considérée comme fatalement mortelle, on ne songe
pas à la traiter.

Dans la seconde, on constate, au contraire,

nombre de cas de survie ; on recherche les causes qui déterminent la mort, on propose et on applique un certain nombre de moyens thérapeutiques, moyens médicaux, saignées, ponction du péricarde.

Enfin, dans la troisième période qui vient de s'ouvrir tout dernièrement, on a tenté, avec succès, une thérapeutique plus audacieuse et on est allé suturer directement la plaie cardiaque.

Première période.

Hippocrate [1] indique les plaies du cœur comme immédiatement suivies de mort. Celse adopte la même opinion ; mais pour lui la plaie du cœur est toujours suivie d'abondante hémorragie extérieure. Galien [2] établit la distinction entre les plaies non pénétrantes et les plaies pénétrantes ; la mort serait toujours immédiate en ce dernier cas, surtout alors qu'il s'agit du cœur gauche.

Les auteurs qui suivent, entre autres, Paul d'Egine [3], Lanfranc [4], Roland [5], Guy de Chauliac [6], Fallope [7], discutent sur certains symptômes de la blessure cardiaque, mais tous admettent que la mort en est la conséquence fatale.

1. Hippocrate, *Aphorismes*, sect. VI, aph. 18.
2. Galien, *De locis affectis*, t. VIII, liv. v, p. 304, édit. de Kühn, 1824.
3. Paul d'Egine, traduit par René Briau, Paris, 1855, p. 359.
4. Lanfranc, liv. II, chap. v.
5. Roland, liv. III, chap. xxii.
6. Guy de Chauliac, liv. III, 2e partie, chap. v.
7. Fallope, *Omnia opera tractatus de vulneribus in genere*, 1600, chap. x, p. 163.

Deuxième période.

Ambroise Paré[1] est le premier qui ait rapporté une observation dans laquelle la mort ne fût pas immédiate, c'est celle d'un gentilhomme de Turin, qui, blessé au cœur pendant un duel, put encore poursuivre son adversaire pendant deux cents mètres avant de mourir.

Muler[2] publia une observation dans laquelle le malade ne mourut que seize jours après une blessure du ventricule droit.

A partir de ce moment, les observation de ce genre se multiplient et la possibilité de la guérison des plaies du cœur est discutée par les chirurgiens.

On pratiqua quelques expériences sur les animaux : Sanctorius constate que l'on peut impunément traverser avec une aiguille le cœur d'un lapin; Félix Plater trouve dans le cœur d'un porc l'extrémité d'un petit bâton qui y avait été laissé six mois auparavant.

Successivement on constatait que la mort n'était pas immédiate, qu'elle n'était pas obligatoire, on cherchait ses causes, et on proposait divers traitements.

Senac, au XVIIIe siècle, insiste sur les cas de survie et il explique la mort, non par la perte du sang, mais par l'irritation du cœur, consécutive au traumatisme.

Il semble que ce soit Morgagni[3] qui le pre-

1. Ambroise Paré, édit. de Malgaigne, 1840, t. II, p. 95.
2. Muler, in Sennert, *Opera*, Paris, 1741, t. III, liv. v, p. 864.
3. Morgagni, *De Sedibus et causis morborum*, 1762.

mier ait bien mis en lumière la cause de mort
qu'on admet encore de nos jours comme la plus
fréquente, à savoir, la compression du cœur par
l'épanchement du sang dans le péricarde.

Au commencement de notre siècle, parurent
les travaux de Alleweireld[1], de Latour[2], de Velpeau[3], de Boyer[4], de Sanson[5].

Ollivier d'Angers, puis Larrey[6], continuent à
citer des cas suivis de guérison et Jobert de Lamballe[7] insiste sur ce que les plaies pénétrantes
elles-mêmes ne sont pas fatalement mortelles.

On propose divers moyens thérapeutiques capables d'éviter les accidents immédiats. L'immobilité absolue est vantée par le plus grand nombre des auteurs.

La fermeture de la plaie est vivement conseillée par Chassaignac, tandis que d'autres,
s'inquiétant surtout de la compression du cœur
et des accidents qui en résultent, veulent qu'on
se tienne prêt à faire la ponction.

En dehors des applications réfrigérentes, faites
sur la région précordiale, la saignée est le moyen
antiphlogistique qui trouve le plus de partisans.

1. Alleweireld, *Considérations sur les lésions mécaniques du
cœur*, Thèse de Paris, 1807.

2. Latour, *Histoire philosoph. et médic. des causes essen-
tielles imméd. ou proch. des hémor.* Paris, 1818, t. I, p. 175.

3. Velpeau, *Traité d'anat. chirurg.*, 2e édit., Paris, 1835,
t. I, p. 604.

4. Boyer, *Traité des maladies chirurg.*, Paris, 1831, 4e édit.,
t. VII, p. 248.

5. Sanson, *Plaies du cœur*, Thèse de Paris, 1827, n° 259.

6. Larrey, *Clinique chirurgicale*, Paris, 1829-36, t. II, p. 291.

7. Jobert de Lamballe, *Réflexions sur les plaies pénétrantes
du cœur*, (*Arch. génér. de médecine*, Paris, 1839, 3e série,
t. VI, p. 5).

Dupuytren pratique des saignées multiples pour diminuer la pression intravasculaire.

Les indications du traitement qui étaient seules de mise il y a peu de temps encore correspondaient à celles qu'avait formulées A. Jamain[1].

En 1868 paraît le mémoire de Fischer[2]; vers la même époque, la thèse d'agrégation de Benj. Anger; puis, un bon article de Maurice Raynaud dans le Dictionnaire de Jaccoud. Paraissent ensuite les travaux de De Santi[3], de Ch. Nélaton[4], de S. Charrin[5], de Stieber[6], de A. Poncet[7], la thèse de Deschamps[8], de Laforgue[9].

Troisième période.

Jusqu'ici le but que s'est proposé la thérapeutique a été de placer l'individu dans les meilleures conditions pour que l'épanchement du sang s'arrêtât de lui-même.

1. A. Jamain, *Des plaies du cœur*, Thèse agrég., Paris, 1857.

2. Fischer, *Arch. für klinische chirurg.*, Berlin, 1868, t. IX, p. 571.

3. De Santi, *Contribution à l'étude clin. et expérim. des plaies du cœur par armes à feu*, Thèse de Paris, 1884.

4. Ch. Nélaton, *Rapport du traumatisme et des affections cardiaques*, Thèse d'agrégation, Paris, 1886.

5. S. Charrin, *Blessures du cœur au point de vue médico-judiciaire*, Thèse de Lyon, 1888.

6. Stieber, *Des variations physiologiques du volume du cœur*, Thèse de Toulouse, 1891.

7. A. Poncet, in Josserand, *Plaies pénétrantes du cœur par instrument tranchant, Hémorragies intra-péricardiques*, (Gaz. des hôp., n° 7, p. 64, Paris, 16 janvier 1892).

8. Deschamps, *Des plaies pénétrantes du cœur sans rupture du péricarde*, Thèse de Paris, 1892.

9. Laforgue, *Des plaies du cœur au point de vue médico-légal*, Thèse de Paris, 1894.

La seule intervention consistait à faire la ponction ; c'est-à-dire que si la pression menaçait de gêner les mouvements du cœur, on vidait le péricarde.

Depuis peu de temps seulement des chirugiens ont eu l'audace d'appliquer au cœur et au péricarde une méthode qui consiste, non pas à traiter les accidents de l'hémorragie, mais à arrêter celle-ci en faisant l'hémostase directe.

Nous aurons l'occasion de parler bientôt des observations de Rehn, de Parrozani, du travail de Tassi, de la thèse de Lennertz [1].

Signalons enfin un intéressant article de Cestan qui vient de paraître sur l'intervention chirurgicale dans le traumatisme du cœur et du péricarde [2], ainsi qu'un autre travail sur le même sujet, dû à un chirurgien militaire, Ed. Loison [3].

II. — RAPPORTS ENTRE LE CŒUR ET LA PAROI THORACIQUE.

Nous avons, à propos du péricarde, indiqué quelque peu la situation topographique du cœur. Rappelons seulement qu'au point de vue de toute intervention, il est urgent d'avoir présente

1. Lennertz, *Plaies du cœur et leur traitement*, Thèse de Paris, 1897.
2. Cestan, *L'intervention chirurgicale dans les traumatismes du cœur et du péricarde*, (*Gaz. hebd. de méd. et de chir.*, Paris, 27 février, 1898).
3. Ed. Loison, *Des blessures du péricarde et du cœur et de leur traitement*, (*Revue de chirurgie.* Paris, 1899).

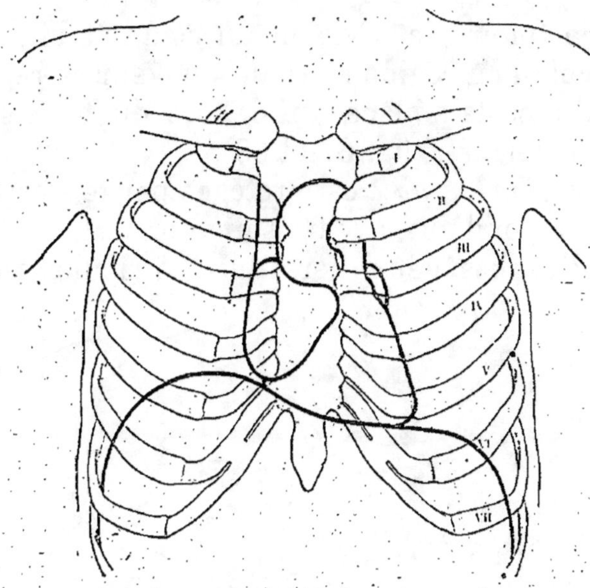

Fig. 66. — Projection sur la paroi thoracique du cœur, du diaphragme
et de l'origine des gros vaisseaux.

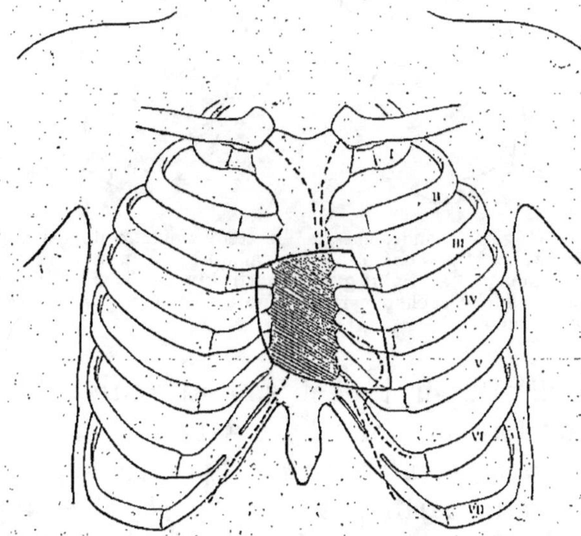

Fig. 67. — Région sternale du cœur correspondant : 1° aux 2/3 du ventricule droit ; 2° à l'oreillette droite et à son auricule ; 3° à une grande
partie de l'oreillette gauche masquée par l'origine de l'aorte et de
l'artère pulmonaire.

à la mémoire la division du cœur établie par
A. Jamain en région sternale du cœur et région
chondro-costale placée en dehors du bord gauche du sternum (fig. 67 et 68).

La *région sternale* est protégée par le sternum
et correspond aux cavités suivantes :

1° Plus des deux tiers du ventricule droit ;

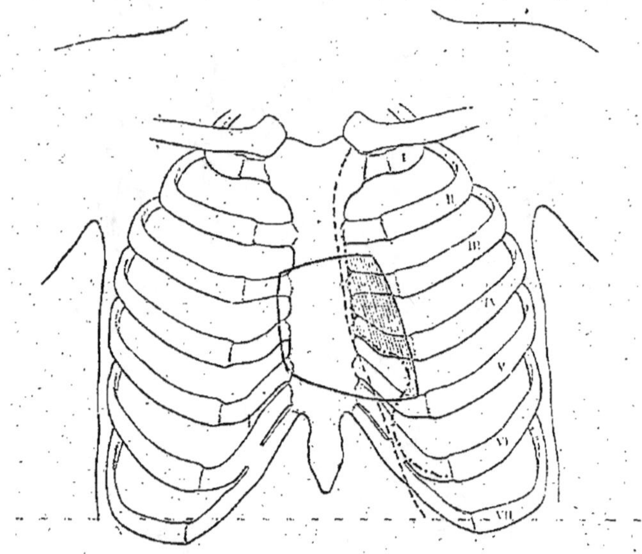

Fig. 68. — Région chondro-costale du cœur : partie de cette région
recouverte par le poumon et correspondant : 1° à la moitié gauche de
l'infundibulum ; 2° à la plus grande partie du ventricule gauche ; 3° à
l'oreillette gauche cachée par l'origine de l'artère pulmonaire ; 4° à
l'auricule gauche.

2° l'oreillette droite et son auricule ; 3° une
grande partie de l'oreillette gauche.

La *région chondro-costale* répond de ce côté de
la paroi aux cartilages des 3ᵉ, 4ᵉ, 5ᵉ et même
6ᵉ côtes gauches. Cette portion de la paroi thoracique peut se subdiviser encore en deux régions secondaires, l'une recouverte par le pou-

mon gauche, l'autre, la région chondro-costale proprement dite.

Dans la première, le cœur et la paroi thoracique se trouvent séparés par le bord du poumon dont nous avons déjà indiqué les limites. Cette région correspond, du côté du cœur : 1° à la moitié gauche de l'infundibulum ; 2° à presque tout le

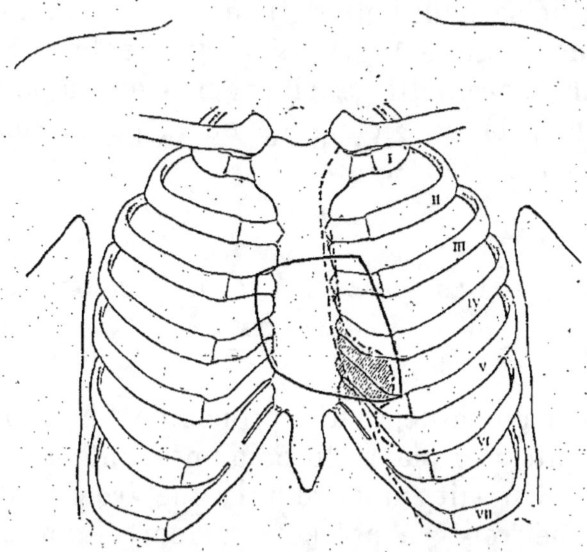

Fig. 69. — Région chondro-costale proprement dite, au niveau de laquelle un instrument peut blesser le cœur sans traverser le poumon.

ventricule gauche ; 3° à l'oreillette gauche et à son auricule.

Quant à la région chondro-costale proprement dite, c'est celle au niveau de laquelle un instrument peut, en dehors du sternum, atteindre le cœur sans traverser le poumon. Elle correspond du côté du cœur : 1° à la pointe du ventricule droit ; 2° à la moitié inférieure de la cloison ; 3° au sommet du ventricule gauche (fig. 69).

A. Jamain a encore divisé le cœur en trois parties d'après l'éloignement où chacune de ces parties se trouve de la paroi thoracique antérieure.

Sur le premier plan se trouve le ventricule droit, l'extrémité du ventricule gauche, l'auricule droite.

Sur le second, l'oreillette droite, le ventricule gauche presque tout entier, l'auricule gauche.

Enfin l'oreillette gauche représente la portion du cœur la plus éloignée de la paroi sterno-costale antérieure.

III. — LES PLAIES DU CŒUR ABANDONNÉES A ELLES-MÊMES.

Nous avons déjà vu, à propos de l'historique, que toutes les plaies du cœur ne sont pas mortelles. On sait, aujourd'hui, que trois alternatives peuvent se présenter : mort immédiate, mort consécutive plus ou moins éloignée de l'accident, guérison définitive.

Nous allons les étudier successivement pour mieux faire comprendre dans quel cas et sous quelle forme une thérapeutique active peut être indiquée.

1° Mort immédiate ou rapide.

C'est là la terminaison qu'on considéra pendant longtemps comme la plus fréquente; elle est, au contraire, relativement rare.

Sans tenir compte des guérisons dont le nombre sera difficile à évaluer, nous constatons dans la thèse de A. Jamain que la mort n'a été instantanée ou très rapide que 21 fois sur 121 observations de plaies du cœur non douteuses.

C'est encore ce qui paraît ressortir de plusieurs statistiques ; la proportion est renversée dans le travail de Deschamps [1] où, sur 15 observations, 10 fois la mort a été rapide ; cela tient, sans aucun doute, à ce qu'il s'agissait de plaies du cœur sans plaie du péricarde. Nous allons voir, en effet, que l'intégrité du péricarde est une des meilleures conditions pour favoriser l'arrêt du cœur.

Celui-ci avait été pendant longtemps attribué à la perte du sang ; déjà Sénac avait émis des doutes à cet égard, sans voir la vraie cause de la mort.

« Comment, écrivit Morgagni [2], comment la mort aussi rapide peut-elle avoir pour cause une quantité de sang épanché, qui n'est pas plus considérable que celle que le péricarde peut contenir?... Les fonctions du cœur sont facilement troublées par le contact extérieur du sang auquel il n'est pas accoutumé et empêchées par la quantité de ce liquide qui l'environne et qui, en distendant le péricarde, doit nécessairement comprimer le cœur. »

Morgagni paraît avoir été le premier à saisir la

---

1. Deschamps, *Des plaies pénétrantes du cœur, sans rupture du péricarde*, Th. doctorat, Paris, 1892.

2. Morgagni, *Encyclopédie des sciences médicales*, Paris, 1838, t. II, 26ᵉ lettre.

véritable cause de la mort ; il avait même déjà remarqué que la mort semblait être plus rapide alors que le péricarde était intact, et il l'expliquait par ce fait que le cœur se trouvait plus rapidement comprimé.

L'opinion de Morgagni est généralement adoptée. François Franck[1], à la suite d'expériences sur le chien, a ingénieusement expliqué le mécanisme de la mort ; l'arrêt du cœur semble précédé d'une période pendant laquelle le cœur continue à battre, mais sans envoyer d'ondée sanguine. Or, le cœur cesse d'envoyer du sang à partir du moment où il n'en reçoit plus ; il n'en reçoit plus à partir du moment où les oreillettes s'affaissent sous l'influence de la pression péricardique et ne reçoivent plus elles-mêmes de sang du système veineux. « La contre-pression nécessaire pour produire cette suppression de l'afflux sanguin est précisément égale à la pression sous laquelle le sang veineux est amené dans l'organe. » Or, il n'est pas difficile de concevoir que cette pression intra-péricardique peut devenir égale et supérieure à la pression veineuse, étant donné que l'épanchement péricardique se continue pendant la systole.

Lagrolet[2] a reproduit et développé les expériences de F. Franck. Il arrive à conclure que la mort subite primitive ou consécutive provoquée

---

1. Fr. Franck, *Sur le mode de production des troubles circulatoires dans les épanchements abondants du péricarde,* (*Note à l'Acad. des sciences.* Paris, 28 mai, 1877).

2. Lagrolet, *Compression du cœur dans les épanchements du péricarde,* Thèse de Paris, 1878.

par les blessures ou les ruptures du cœur n'est point l'effet de l'hémorragie.

La compression du cœur par épanchement sanguin péricardique, telle paraît être la cause ordinaire de la mort rapide[1].

Est-ce à dire qu'il ne puisse y en avoir d'autre? Ne faut-il pas faire entrer la syncope en ligne de compte? Les expériences sur les animaux ont prouvé que la syncope cardiaque était rare après les plaies du cœur ; il n'est toutefois pas démontré qu'elle soit impossible, chez l'homme en particulier. Maurice Raynaud cite le cas historique de Latour d'Auvergne et pense que c'est à la syncope qu'il faut s'en prendre, non de la mort rapide mais plutôt foudroyante qui se produit instantanément après la blessure.

Il faut avouer toutefois que le mot syncope n'est placé là que pour dissimuler notre ignorance. Pourquoi la syncope se produit-elle ? L'accord est loin d'être fait à cet égard et l'expérimentation n'est pas d'un grand secours, car on peut supposer que les centres nerveux intra-cardiaques de l'homme n'offrent pas la même disposition que ceux de tel ou tel animal.

Rappelons toutefois que Kronecker et Schmey[2] ont cru démontrer qu'il existait dans la structure ventriculaire, chez le chien et le lapin, un point dont la simple piqûre arrête instantanément la contraction du ventricule.

---

1. Rose, *Ueber Herz tamponade*, (*Deutsche Zeitschr. für chirurgie*, Leipzig, 1884, t. XX, p. 329).

2. Kronecker et Schmey. *Le centre de coordination des mouvements du ventricule du cœur*, (*Semaine méd.*, Paris, 26 juin 1884).

Ce centre de coordination des mouvements ventriculaires correspondrait à l'entre-croisement des voies d'innervation ; il serait situé (chez le chien et le chat) au niveau du tiers moyen du sillon interventriculaire antérieur. Mais ces expériences n'ont pas été confirmées par celles de Rodet et Nicolas [1]. D'après eux, jamais les simples piqûres du muscle cardiaque n'ont été suffisantes pour déterminer aucun trouble spécial, et en particulier l'arrêt du cœur ; quant à la section des tissus, elle est suivie d'une accélération du rythme qui ne tarde pas à revenir à la normale.

Chez l'homme, il faut bien reconnaître que la ponction du cœur ne paraît pas entraîner par elle-même d'accidents graves. En dehors de tous les cas de traumatismes que nous aurons l'occasion de signaler, on sait que chez certains peuples l'acupuncture cardiaque est faite d'une façon courante et qu'aujourd'hui des auteurs la recommandent comme traitement : les uns en cas d'entrée de l'air dans les veines [2], les autres en cas de congestion pulmonaire, alors que celle-ci entraîne une dilatation du cœur droit [3].

Certains auteurs, pour expliquer la mort instantanée, ont été jusqu'à faire jouer un rôle aux

1. Rodet et Nicolas, *Des blessures du cœur*, (*Lyon médical*, 1893, p. 464).

2. Watson, *Trans. of the americ. surg. Ass.*, Philad., 1887, t. V, p. 273.

3. Westbrook, *An experimental study of the effects of puncture of the heart in cases of chloroform narcosis. Philadelphia*, (*New-York medic. Record*, 23 décembre 1882, p. 706, et Bruhl, *Progrès médical*, Paris, 1887, p. 478).

influences réflexes ; l'excitation des nerfs endo-
cardiaques serait le point de départ de réflexes,
les uns accélérateurs, les autres modérateurs
(Fr. Franck).

Enfin, l'ébranlement, le shock peuvent être
incriminés au cas de mort subite ; et, de fait, les
cas de mort brusque ont été relevés le plus souvent à la suite de plaies par armes à feu.

Nous voulons, encore, signaler une deuxième
cause de mort rapide qui est rare, à coup sûr,
mais non douteuse ; c'est une lésion intracardia-
que comme la rupture de valvules, de piliers, la
déchirure de la cloison interventriculaire pouvant survenir du fait d'un traumatisme, mais
sans rupture du cœur et sans épanchement de
sang dans le péricarde ; la mort, en pareil cas,
n'est pas forcément immédiate, mais survient
plusieurs heures après l'accident ; celui-ci est le
plus souvent dû à une chute d'un lieu élevé.

Pour nous résumer, nous dirons volontiers
qu'il faut distinguer entre la mort survenant
brusquement au moment d'une plaie du cœur et
celle qui suit l'accident à peu d'intervalle : mort
foudroyante et mort *rapide*. La cause ne paraît
généralement pas être la même.

La mort *immédiate* est tout à fait exceptionnelle ; le système nerveux y joue un rôle qu'il
n'est pas encore possible de bien préciser.

La mort *rapide* survenant quelques minutes,
quelques heures après la plaie est presque toujours due à la même cause : épanchement du
sang intra-péricardique comprimant le cœur et
arrêtant ses contractions.

2° Mort consécutive à la blessure du cœur
mais plus ou moins éloignée.

A. Jamain[1], sur 121 observations, compte 84 cas où la mort n'a pas été immédiate; elle est survenue quelques heures, quelques jours, et même quelques mois après l'accident.

La compression est encore en ce cas la cause la plus importante de la mort. Parfois elle est survenue moins vite, parfois aussi la plaie cardiaque était fermée, les symptômes se trouvaient amendés; mais sous une influence quelconque, le caillot se déplace, l'hémorragie se reproduit, et le péricarde se distend à nouveau.

Maurice Raynaud fait encore jouer à la syncope un certain rôle dans ces morts tardives, en particulier pour celles qui suivent de près un effort. Il ne faut toutefois pas oublier que l'effort peut détacher le caillot qui ferme la plaie; l'effort peut aussi rendre brusquement pénétrante telle plaie du cœur qui ne l'était pas. On fait intervenir encore l'anémie générale et l'anémie cardiaque comme cause possible de la mort tardive?

Mais c'est à l'inflammation et souvent à l'infection contemporaine du traumatisme qu'il faut attribuer un nombre important de ces terminaisons; elles surviennent alors du fait d'une péricardite, d'une pleurésie, ou d'une pneumonie, voire même d'une endocardite.

Cestan a dernièrement réuni un grand nombre de morts tardives consécutives à des plaies du

1. A. Jamain, *Loc. cit.*

cœur : une, entre autres, de Turner[1], intéressante pour le chirurgien.

Un Maltais fut frappé d'un coup de couteau
dans le quatrième espace intercostal; après un
collapsus inquiétant de vingt-quatre heures
avec hémo-pneumo-péricarde, il finit par se
remettre et mourut quatre mois après au cours
d'un lavage pour pyo-pneumo-thorax consécutif à sa blessure. L'autopsie montra au niveau du péricarde une cicatrice étendue. Sur
le cœur, on trouvait une autre cicatrice de
trois quarts de pouce, horizontale, siégeant sur
la cloison interventriculaire à 4 centimètres de
la pointe et au niveau de laquelle les vaisseaux
coronaires gauches étaient sectionnés.

La thèse de Laforgue[2] contient une série d'observations plus ou moins analogues à la précédente : l'auteur, en se plaçant au seul point de
vue médico-légal, étudia longuement l'anatomie
pathologique du cœur chez les malades morts
d'une plaie du cœur plus ou moins longtemps
après l'accident. Or, dans bien des cas, il semble,
d'après la description, que le malade aurait eu à
bénéficier d'une intervention.

3° Guérison définitive.

Il serait utile, pour juger des avantages du
traitement chirurgical, d'avoir quelque idée du
nombre de guérisons définitives survenues sans

1. Turner, *Remarks on wounds of the heart*, (*The British
méd. Journal*, London, 14 nov. 1896, vol. II, p. 1140).
2. *Loc. cit.*, Paris, 1894.

aucune intervention. C'est malheureusement là le côté incomplet des statistiques : la nécropsie de ces cas manque presque toujours ; certaines observations des plaies du cœur guéries sont douteuses. En revanche, il en est peut-être beaucoup passant complètement inaperçues et ce qui le prouverait, ce sont les autopsies ayant permis de constater une cicatrice cardiaque alors que pendant la vie on n'avait pas fait le diagnostic de plaie du cœur.

Déjà nous voyons A. Jamain nous indiquer 16 guérisons sur 121 plaies du cœur ; mais il existe d'autres statistiques bien plus favorables encore. Parmi les plus récentes, celle de Laforgue compte 56 cas, dont 18 morts immédiates, 21 survies plus ou moins longues et 17 guérisons. Il est, d'autre part, fort intéressant de constater que les guérisons sont consécutives à des plaies faites 4 fois par des instruments piquants, 6 fois par des instruments tranchants, 4 fois par des armes à feu, 3 fois par des traumatismes.

On voit donc que les plaies par instruments piquants, par grains de plomb et petites balles ne sont pas les seules capables de guérir. Les plaies par instruments tranchants peuvent elles-mêmes se terminer par guérison.

N'oublions pas toutefois que, comme l'ont dit Follin et S. Duplay[1], « les plaies du cœur qui se terminent par guérison peuvent laisser à leur suite diverses lésions organiques capables d'entraîner la mort plus ou moins tardivement ; tels

1. Follin et S. Duplay, *Traité élémentaire de pathologie externe*, Paris, 1878, t. V, p. 525.

sont les rétrécissements, les insuffisances des
orifices, les hypertrophies, l'atrophie, les adhérences péricardiques, l'anévrisme ».

De ces complications diverses, la plus intéressante est l'anévrisme, capable de se rompre plus
tard sous l'influence d'un effort. Les recherches
de Bonome et Martinotti[1] expliquent assez bien
la formation de ces anévrismes. D'après eux, la
plaie cardiaque ne se répare pas au dépens du
tissu musculaire, mais grâce à la prolifération
du tissu conjonctif interstitiel. D'autre part, cette
réparation se ferait d'abord à la face externe du
cœur, tandis que sur la face endocardique, la
présence du sang empêche ou retarde la cicatrisation. Ainsi peut se constituer, dit Martinotti,
un anévrisme au niveau duquel pourra plus tard
se produire une rupture sous l'influence de quelque effort.

Ces morts brusques survenues pendant un
effort, longtemps après l'accident, ne sont pas
choses très rares; on en relève neuf cas dans la
statistique de Ed. Loison[2].

Le mécanisme par lesquel s'effectue la guérison a été diversement compris.

Pour Rehn[3], il y a hémorragie chaque fois
qu'il y a section, si peu importante que soit
celle-ci ; si cette hémorragie primitive s'arrête,
ce n'est pas par simple formation d'un caillot

---

1. Martinotti, *Sugli effecti ferite del Cuore*, (*Giornala d. R.
Acad. di Med. di Torino*, 1888, p. 403-405).

2. *Loc. cit.*

3. B. Rehn, *Plaies pénétrantes et sutures du cœur*, (*Archiv.
für klin. Chirur.*, Berlin, 1897, t. LV, fasc. 2, p. 315-329).

de sang, mais sous l'influence des contractions
du muscle cardiaque ; les fibres de celui-ci se
trouvent disposées de telle façon qu'elles peuvent tendre à fermer la plaie. D'où il suit, que le
pronostic est en rapport avec la musculature de
l'organe : les plaies des oreillettes plus graves
que celles des ventricules ; celles du cœur droit
plus graves que celles du cœur gauche.

IV. — Formes anatomiques des plaies du cœur et du péricarde

Il est indispensable, avant d'indiquer le traitement des différentes plaies du péricarde et du
cœur, de voir rapidement sous quelles formes
elles peuvent se présenter.

Une division se présente tout naturellement à
l'esprit :

1° Plaies du péricarde non accompagnées de
plaies du cœur ;

2° Plaies du péricarde et du cœur ;

3° Plaies du cœur sans ouverture du péricarde.

1° Plaies du péricarde non accompagnées des plaies du cœur.

Cette forme est assez rare, en dehors des plaies
chirurgicales, en cas d'épanchement.

Un instrument traversant le péricarde intéresse ordinairement le cœur. Si celui-ci ne
l'est pas, il n'existe souvent pas d'hémorragies,
pas de symptômes alarmants, pas d'indications
d'intervention.

Ce n'est pas là cependant une règle générale et nous verrons tout à l'heure que, dans plusieurs cas déjà, on a pratiqué une large ouverture du péricarde avec la pensée qu'il existait une plaie du cœur, mais on n'a pu trouver celle-ci. Peut-être cependant existait-elle, mais peu importante et se dérobant à l'exploration.

Dans le fait de E. Tassi[1], l'épanchement du sang dans le péricarde, qui créait le danger et motivait l'intervention, venait d'une artère du péricarde qui se trouvait être sectionnée.

Il est enfin d'autres cas dans lesquels la plaie intéressant le péricarde n'a déterminé aucune lésion immédiatement grave, mais a suffi pour infecter la séreuse et créer une péricardite. Tel peut être le fait de Riedel[2], où une balle fut, à l'autopsie, trouvée libre dans la séreuse infectée.

**2º Plaies du cœur avec ouverture
du péricarde.**

A. Plaies non pénétrantes. — Celles-ci porteront sur les fibres musculaires ou sur un vaisseau.

La *plaie musculaire* non pénétrante n'a pas, à notre connaissance, jamais été observée sur les oreillettes, ce qui s'explique par la minceur même de celles-ci.

La plaie non pénétrante du ventricule a été

---

1. E. Tassi, *Intervento chirurgiconei traumi del pericardio et del cruore*, (*Bull. dell. R. Acad. medic. di Roma*, An. XXII, 1896-97, fasc. 1, p. 63).

2. Riedel, 26ᵉ *Congr. de la Soc. allem. de chirurgie*, Berlin, avril 1897.

consignée au contraire dans nombre d'observations ; ses suites et par conséquent son traitement peuvent être très variables.

La plaie peut saigner assez abondamment pour créer une hémorragie, déterminer de la compression du cœur : l'indication chirurgicale peut être la même qu'au cas de plaies pénétrantes du cœur, mais les symptômes de compression sont survenus plus lentement.

Il paraît, toutefois, que la plaie des fibres superficielles du cœur prédispose singulièrement à la rupture des fibres profondes. C'était déjà l'opinion de Sénac ; plusieurs observations, entre autres une de Boyer, sont venues la confirmer. Il semble qu'en pareil cas le pronostic soit particulièrement grave ; la plaie thoracique est oblitérée plus ou moins, l'épanchement qui se fait brusquement dans le péricarde a chance d'amener une rapide compression du cœur, si une ponction du péricarde n'est pas faite hâtivement.

On a considéré la plaie non pénétrante du cœur comme prédisposant à l'anévrisme cardiaque : il s'agit ici de faits certainement exceptionnels.

Quant aux chances de guérison, elles dépendraient surtout, d'après les récentes recherches de Rehn[1] et Bode[2], de l'étendue de la plaie. Les petites plaies ont tendance à se fermer elles-mêmes et vite ; les larges plaies resteraient

1. Rehn, *Plaies pénétrantes et suture du cœur*, (26° congr. de la Société all. de chirg.*, avril 1897, et *Archiv. für klinische Chirurgie*., Berlin. 1897, t. LV, fasc. 2, p. 315-329).

2. Bode, in Rehn, *Loc. cit.*, et *Recherches expérimentales sur la blessure du cœur*, (*Beitrage, z. klinisch. Chirurgic.* Berlin, 1897, p. 617).

béantes avec tendance à s'agrandir suivant la direction des fibres musculaires.

Dans un grand nombre de cas, la plaie du cœur contenait l'agent vulnérant (pointe de stylet, balle de fusil ou de revolver) resté dans le cœur et y constituant un corps étranger inoffensif et plus tard une trouvaille d'autopsie.

Ces faits permettent de supposer qu'un grand nombre de plaies non pénétrantes du muscle cardiaque n'ayant pas donné de symptômes bien caractérisés, restent non diagnostiquées.

Les *plaies des vaisseaux coronaires* sont intéressantes, surtout lors de plaies non pénétrantes du cœur; car dans ces cas leur blessure est la cause des hématomes, des symptômes de compression et c'est à la ligature du vaisseau qu'il paraît logique d'aboutir.

Nous sommes loin de l'opinion de Sénac, considérant que la plaie des coronaires doit créer un épanchement du sang insuffisant pour amener la mort. Les observations prouvant le contraire sont maintenant assez nombreuses.

Toutefois, la lésion des coronaires n'est pas fatale : Türner[1], Klihm[2], entre autres, ont fait des autopsies leur permettant de constater la cicatrisation des plaies de l'artère coronaire antérieure; dans le premier cas, il s'agissait d'une plaie par arme tranchante; dans le second, d'une plaie par balle.

1. Türner, *Remarks on wounds of the heart*, (*British medic. journal*, London, 14 novembre 1896, t. II, p. 1140).
2. Klihm, *Schussverletzungen beobachtet in den Jahren 1872-1881 in der chirurgischen Klin. der Charité*, Thèse de Berlin, 1883.

Cappelen[1], a pratiqué la ligature de la coronaire antérieure : la mort, qui est survenue au bout de deux jours, paraît avoir été indépendante de la ligature elle-même.

Que doit-on donc faire en pareil cas? ou pour mieux dire, alors que l'intervention exploratrice sera acceptée et permettra de constater que le sang vient d'une coronaire, que fera-t-on? La ligature d'une coronaire est-elle compatible avec la vie?

Les recherches de Bochefontaine et Roussy, puis de Kronecker[2], ont démontré que la ligature des coronaires est possible, au point de vue du manuel opératoire, et que celui-ci est relativement aisé pour la coronaire gauche.

Nombre d'auteurs ont, d'autre part, étudié les accidents qui se produisaient à la suite de la ligature des coronaires[3], et cela en cherchant à produire, expérimentalement, l'angine de poitrine.

La lésion qu'on a le plus souvent déterminée est la production d'infarctus granulo-graisseux, au niveau duquel la paroi a tendance à se rompre. Mais cet infarctus est loin d'être constant, grâce au système anatomique.

On ne le voit que rarement survenir chez les animaux et il doit en être de même chez l'homme, si l'on s'en rapporte à certains faits cliniques.

<hr>

1. Cappelen, *Plaie du cœur traitée par la suture,* (*Norsk. Mag. for Lægewidenskaben.* Christiania, mars 1896).

2. Bochefontaine et Roussy, 1881; Kronecker, 1884: in Thèse de Lennertz, *Loc. cit.,* page 13.

3. Nicolas et Rodet, *Les blessures du cœur,* (Soc. *de méd. de Lyon,* 1895, p. 83).

comme celui de Larrey, où le malade mourut de péricardite soixante-treize jours après l'accident ; la coronaire antérieure avait été ouverte et était oblitérée au-dessus de la blessure.

D'où il est permis de conclure que si, au cours d'une intervention entreprise pour une plaie du cœur, on est appelé à constater la blessure d'une coronaire, celle-ci doit être liée [1].

B. **Plaies pénétrantes.** — Les plaies pénétrantes du cœur, avec plaies du péricarde, sont les plus fréquentes et celles que nous aurons particulièrement en vue à propos des divers modes de traitement.

Constatons seulement, pour l'instant, que le pronostic varie avec l'instrument qui a fait la plaie et la région qui a été lésée. C'est ainsi que les plaies pénétrantes, par instruments piquants, sont relativement bénignes par rapport aux plaies par instruments tranchants et par armes à feu.

Les statistiques différentes s'accordent, d'autre part, à donner les plaies du ventricule comme beaucoup plus fréquentes que celles des oreillettes. L'oreillette gauche est exceptionnellement lésée, vu sa situation profonde, l'oreille droite est protégée par le sternum. Leur blessure paraît beaucoup plus grave que celle du ventricule. L'hémorragie la plus abondante se produit, d'après Rehn, à la suite de l'ouverture de l'oreillette droite.

Les blessures du ventricule droit et du ventri-

1. Michaelis, *Quelques effets de la lig. des art. coron.*, (*Zeit. für klin. med.*, Berlin, 1893, t. XXIV, p. 3 et 4).

cule gauche offrent un écart de fréquence assez peu considérable, ce qui étonne tout d'abord en tenant compte de la situation plus profonde de l'un d'eux.

Les plaies pénétrantes des ventricules sont, avons-nous dit, moins graves que celles des oreillettes ; mais les plaies intéressant oreillettes et ventricules amènent une mort très rapide.

D'après les expériences de Rehn et Bode[1], les petites plaies du cœur se ferment facilement elles-mêmes, les grandes restent béantes, quelle que soit leur direction par rapport au muscle cardiaque.

C'est dans ces plaies pénétrantes du cœur que la sortie du sang est assez brusque pour distendre le péricarde en quelques instants. C'est le « Herz-tamponnade » de Rose. Le sang, en pareil cas, sort-il du cœur seulement en systole, ou bien l'écoulement est-il continu ?

Pour Bode[2], d'après ses expériences, une fois le péricarde ouvert, non seulement l'hémorragie n'a pas lieu en diastole ; mais il peut se faire à ce moment une aspiration d'air dans la circulation. Rehn, au contraire, affirme que dans le cas qu'il a pu observer, l'hémorragie ne cessait pas durant la diastole.

Le même auteur insiste sur ce que le cœur, en pareil cas, n'occupe pas, dans le péricarde rempli de sang, la situation qu'on lui attribue. Il ne tend nullement à s'éloigner de la paroi thora-

1. Rehn, *26° congrès de la Soc. allem. de chirurg.*, avril 1897 et *Arch. für klinische Chir.*, t. LV, fasc. 2, p. 315-329.
2. Bode, *Beitrage z. klinische Chir.*, Berlin, 1897, p. 167.

cique et c'est derrière le cœur que s'accumule le
sang épanché ; dans un fait d'hémopéricarde que
l'auteur n'a pas encore publié, les battements du
cœur étaient si superficiels qu'il hésitait à inciser le péricarde ; à peine celui-ci ouvert, le sang
jaillit à 10 centim. ; puis l'écoulement cessa, le
cœur étant venu oblitérer l'ouverture ; il fallut
agrandir celle-ci pour que l'écoulement du sang
pût continuer.

3° Plaies du cœur sans ouverture du péricarde.

Ces plaies, qui ont fait le sujet d'un travail particulier[1], ne sont jamais dues à des instruments
piquants ni à des instruments tranchants.

Sans parler des ruptures non traumatiques du
cœur, dont nous n'avons pas à nous occuper ici,
rappelons seulement que les plaies sans ouverture du péricarde surviennent dans deux conditions différentes : 1° plaies par armes à feu ;
2° plaies contuses et ruptures traumatiques.

Nous ne dirons rien des très nombreuses théo-
ries proposées pour expliquer l'intégrité du péricarde ; rappelons seulement la gravité du pronostic.

Cette gravité paraît tenir à deux causes différentes : à la forme de la plaie du cœur, souvent
large et contuse ; et, d'autre part, à l'intégrité du
péricarde dont la distension survient plus rapidement.

La rupture traumatique du cœur ne serait

1. Deschamps, *Des plaies pénétrantes du cœur sans rupture
du péricarde*, Thèse de Paris, 1892.

pas cependant tout à fait au-dessus des ressources chirurgicales, si l'on s'en rapporte à l'observation de Mansell-Moullin[1], qui intervint à la suite d'une contusion de la région précordiale et trouva du sang dans le péricarde. Mais s'il s'agissait bien d'une rupture du cœur, la plaie devait être peu importante, puisqu'il ne fut pas nécessaire de la suturer pour obtenir la guérison; ce sont là, en tous cas, des formes rares de ruptures cardiaques.

La plaie du cœur, large et contuse, n'est pas de celles pour lesquelles on peut prévoir encore le rôle actif et direct du chirurgien : en revanche, la distension rapide du péricarde peut créer l'indication de la ponction immédiate.

V. — TRAITEMENT DES PLAIES DU CŒUR EN DEHORS DE TOUTE OPÉRATION.

Le traitement médical était, il y a peu de temps encore, le seul qu'on appliquât aux plaies du cœur : il sera, dans bien des cas, le seul employé, et son importance ne saurait être contestée. Dernièrement encore, Sendler (de Magdebourg)[2] et Lauenstein (de Hambourg)[3] ont insisté sur ce que le traitement médical suffisait en bien des cas.

1. Mansell-Moullin, *A case of Hæmopericardium*, (*Clinical Society of London* in *The Lancet*, London, 1897, vol. I, p. 314).
2. Sendler (de Magdebourg), *26ᵉ congrès de la Société allemande de chirurgie*, Berlin, 21 avril 1897; *Semaine médicale*, 28 avril 1897.
3. Lauenstein (de Hambourg), *Idem*.

A. Jamain formulait ainsi les indications du traitement :

1° Favoriser la formation d'un caillot qui obstrue la plaie faite au tissu du cœur;

2° Prévenir la chute de ce caillot, et, pour cela, modérer la force d'impulsion du cœur;

3° Prévenir et combattre l'inflammation du péricarde et du tissu du cœur.

La plupart des moyens médicaux anciens et nouveaux se sont proposés de satisfaire à l'une des trois indications précédentes.

Repos et immobilité. — Le repos dans une situation favorable ne doit pas être considéré comme une recommandation banale, mais comme un des moyens thérapeutiques les plus utiles.

Non seulement il favorise la formation d'un caillot, mais c'est grâce à lui que le caillot sera maintenu en place. Nous avons vu le nombre de morts rapides survenues plusieurs jours, plusieurs semaines après l'accident, et cela à l'occasion d'un brusque mouvement, d'un effort : tantôt il s'agissait d'un caillot qui se détachait, tantôt de la rupture de fibres cardiaques, transformant brusquement une plaie non pénétrante en plaie pénétrante.

L'immobilité sera donc non seulement conseillée, mais facilitée par tous les moyens possibles, surtout chez les nerveux et les alcooliques.

Les auteurs proposent les situations les plus différentes comme avantageuses; il semble difficile de donner aucune règle à cet égard, attendu que, suivant l'époque, on peut redouter tel ou tel accident. En plaçant le malade à moitié assis dans son lit, on cherche à lui faciliter la respiration et à éviter la congestion des poumons.

Saignée. — La saignée a été beaucoup employée. Il n'y a pas encore bien longtemps, Rose[1] retirait deux litres de sang à ses malades et en constatait les bons résultats. Il faut reconnaître que cette thérapeutique avait sa raison d'être.

A partir du moment où l'on eut constaté que la mort était due, dans la plupart des cas, non à la perte du sang, mais à la pression de celui-ci dans le péricarde, il était naturel de chercher à faciliter le travail cardiaque et à diminuer l'énergie de ses contractions, en diminuant la quantité de sang de l'organisme. Il ne faut laisser, disait Dupuytren, que la quantité de sang strictement nécessaire pour l'existence; Boyer a appliqué ce système et paraît en avoir retiré de bons effets. Toutefois Rehn[2] le déconseille vivement.

Le reproche qu'on est en droit de faire à un pareil traitement est de débiliter l'organisme, de le disposer singulièrement à toute espèce d'infection, d'augmenter les chances de péricardite.

On est d'ailleurs aujourd'hui assez mal disposé à l'égard de la saignée ; mais, dans le cas qui nous occupe, celle-ci peut se présenter sous une forme toute spéciale, et le fait de laisser le sang s'écouler par la plaie constitue une saignée véritable.

On a donc proposé de ne pas fermer cette plaie extérieure et de laisser le sang s'écouler un cer-

---

1. Rose, *Herztamponade, Ein Beitrag. zur Herzchirurgie,* (*Deutsche Zeitschr. f. Chir.*, Leipzig, 1884, t. XX, p. 329).

2. Rehn, *26e congrès de la Société allemande de Chirurgie,* 21 avril 1897.

tain temps pour diminuer la pression artérielle et favoriser la cicatrisation ultérieure de la plaie cardiaque.

Médicaments cardiaques. — Les médicaments cardiaques jouent un rôle qui paraît analogue à celui de la saignée.

Les auteurs s'accordent à conseiller la digitale pour ralentir et régulariser les pulsations. On suppose, d'autre part, qu'elle place le myocarde dans un état de tonicité favorable à la cicatrisation de la plaie; cette dernière hypothèse prête à quelques discussions.

Lennertz[1] fait remarquer que, parmi les agents cardiaques qu'on pourrait être tenté d'employer au moment des défaillances du malade, il en est un nettement contre-indiqué, c'est la caféine, vaso-constricteur énergique augmentant la pression vasculaire, et, par conséquent, le travail du cœur.

Sérothérapie. — La sérothérapie a été préconisée dans les plaies du cœur, et, dernièrement Lennertz concluait à la supériorité des injections intra-veineuses ou hypodermiques sur tout autre moyen de traitement. Peut-être est-ce là beaucoup dire; la sérothérapie se trouve indiquée dans des cas tout spéciaux, qui ne permettent pas qu'on établisse de comparaison générale entre ce moyen et tout autre. Ce n'est pas quand une saignée peut paraître avantageuse pour diminuer la pression sanguine qu'il faut augmenter, d'autre part, celle-ci.

---

1. Lennertz, *Loc. cit.*

On a conseillé, il est vrai, d'employer, en pareil cas, les sérums qualifiés de *défavorables* par les physiologistes, ceux qui diminuent l'activité du cœur, sérums contenant du chlorure de sodium, sérums acides, sérums de carnassiers ou d'omnivores. Il est possible que leur emploi soit préférable à celui des sérums augmentant la tonicité du cœur, mais les uns et les autres nous paraissent souvent complètement contre-indiqués, quoi qu'en dise Lennertz. Il serait illogique d'enlever à un individu une certaine quantité de sang pour la remplacer par un égal volume de sérum, quel que soit ce dernier.

En revanche, les injections de sérum rendront de grands services alors que le danger pour le malade réside plus dans son état général et sa brusque anémie, que dans la crainte d'un retour d'hémorragie. Le cas type où la sérothérapie est indiquée est celui où l'on vient de suturer la plaie cardiaque : il faut relever les forces du malade et les injections de sérum trouvent alors leur indication bien précise.

Applications froides. — Les applications froides ont été préconisées depuis longtemps; Alph. Sanson[1] les avait vantées. Beaucoup d'observations, depuis lors, notent que l'écoulement du sang par la blessure extérieure a diminué aussitôt après une application de glace.

Pansement de la plaie. — Le chirurgien peut se comporter, nous semble-t-il, de trois façons différentes vis-à-vis de la plaie extérieure :

---

1. Alph. Sanson, *Plaies du cœur*, Thèse de Paris, 1827.

1° Explorer la plaie;

2° Laisser couler le sang;

3° Panser la plaie pour en déterminer l'oblitération.

L'exploration de la plaie constitue une intervention dont nous aurons à nous occuper à propos de péricardotomie exploratrice.

Le fait de laisser tout d'abord le sang s'échapper de la plaie constitue, comme nous l'avons dit, une sorte de saignée; il est permis de laisser ouverte cette plaie, si l'on suppose qu'en la fermant, la pression dans le péricarde deviendra immédiatement telle qu'on risquerait une mort rapide ou l'obligation de pratiquer une ponction. P. Reclus et Forgue[1] ont insisté sur les avantages qu'il pouvait y avoir à laisser béante la plaie extérieure.

En revanche, un grand nombre de chirurgiens ont conseillé de la fermer tout de suite; en agissant ainsi, ils avaient généralement l'espoir d'élever la pression intrapéricardique et de déterminer sur le cœur de l'auto-compression; malheureusement, celle-ci arrête généralement les pulsations cardiaques en même temps que l'hémorragie. Dans un travail sur ce sujet, Rose[2] se déclare l'adversaire du tamponnement du cœur « Hertztamponade », et vante au contraire la décompression du péricarde en faisant au besoin de copieuses saignées.

---

1. Forgue et P. Reclus, *Traité de thérap. chirurg.*, Paris, 1892, t. II, p. 498.

2. Rose, *Herztamponade, Ein Beitrag zur Herzchirurgie*, (*Deutsche Zeitschrift f. Chir.*, Leipzig, 1884, t. XX, page 329).

Toutefois, la fermeture de la plaie s'impose souvent.

Les soins de propreté ont ici une importance sur laquelle il est inutile d'insister. Parmi les péricardites consécutives à une plaie du cœur, il en est trop pour lesquelles l'infection s'est faite, moins au moment du traumatisme, que dans la suite, au cours du traitement.

Extraction immédiate des aiguilles. — Avant d'aborder l'étude des interventions importantes sur le péricarde, nous voulons dire un mot du cas où l'on trouve une aiguille enfoncée dans la région précordiale, et que l'on peut supposer avoir pénétré soit dans le cœur, soit dans le péricarde, tandis que l'autre extrémité sort à l'extérieur. Que faire en pareil cas?

On a soutenu que si l'on pouvait supposer que l'instrument fût au contact du cœur, il fallait le laisser pour ne pas ouvrir l'orifice cardiaque par lequel allait se produire une hémorragie intra-péricardique. Ceux-mêmes qui ont pratiqué l'extraction de l'aiguille se sont cru généralement obligés de ne la faire qu'avec les plus grandes précautions, en faisant subir des mouvements de torsion à l'aiguille, en la retirant avec la plus grande lenteur. Telles les observations de Foot[1], de Hahn[2], de Prior[3], suivies d'ailleurs de succès.

1. Foot, *Suicidal wound of the heart with a pin*, (*Journ. of med. sciences*, Dublin, t. LXXXV, p. 365).

2. Hahn, *16° congr. de chir. allem.*, 1887, in *Centralbl. f. Chirurg.* Leipz., 1887, p. 45.

3. Samuel Prior, *An unusual case of wound of the heart*, (*The Lancet*, London, 9 octobre 1897, vol. II, p. 913).

Cette prudence nous paraît tout à fait exagérée ; quant à laisser l'aiguille en place, alors que l'extraction immédiate en est facile, c'est une faute dont on comprend bien l'importance alors qu'on connaît la gravité du pronostic des blessures du cœur par piqûre d'aiguilles. Cela peut paraître tout d'abord en contradiction avec ce que nous avons dit à propos des piqûres expérimentales ; celles-ci sont très inoffensives, tandis que, d'après la statistique de Ed. Loison, sur 23 cas de blessures d'aiguilles accidentelles, on trouve 14 morts.

Il suffit d'étudier les différentes observations pour se rendre compte de la cause de la mort : presque toujours l'auteur indique que l'aiguille a déterminé une déchirure des parois cardiaques, et cela par un mécanisme facile à comprendre. Une des extrémités de l'aiguille est fixée dans la paroi thoracique, l'autre est plantée dans le cœur, l'accompagne incomplètement dans ses mouvements de va-et-vient, et déchire petit à petit sa paroi comme le ferait la pointe d'un clou après laquelle s'est accrochée une étoffe. Aussi sur les 14 décès relevés par Ed. Loison, ne trouve-t-on qu'un cas de mort par infection, 8 cas certains de déchirure, les autres probables, et toujours une distension du péricarde d'autant plus complète que la plaie extérieure de celui-ci est insignifiante, et que tout le sang venu du cœur s'accumule dans la cavité péricardique.

De pareilles observations, il faut conclure à la nécessité de retirer aussitôt l'aiguille ; surtout si on la croit en contact avec le cœur ; on en sera

averti par ce fait que l'extrémité de l'aiguille sor
tant au dehors, présentera des oscillations isochrones avec les battements cardiaques. Il est
inutile et dangereux, en pareil cas, de temporiser
ou de faire l'extraction avec lenteur : l'essentiel
est, au contraire, d'aller vite.

Si l'aiguille est entrée tout entière, mais que
l'une des extrémités soit encore facilement appré-
ciable sous la peau, il ne faut pas hésiter à pratiquer une petite incision pour la retirer, agissant seulement avec grande précaution, et se
souvenant que, dans plusieurs cas, l'aiguille
s'enfonça plus profondément alors qu'on crut la
saisir.

Callender [1], Sengensse [2], Turner [3] eurent l'occasion de sentir sous la peau l'extrémité d'une
aiguille présentant des battements isochrones
au pouls : ils firent une incision, retirèrent l'aiguille et la guérison survint sans aucune complication.

Enfin, il existe une troisième catégorie de faits
où l'on ne sent plus trace d'aiguille : alors
on se comporte d'après les symptômes cardiaques et les signes d'épanchement du péricarde ; ces faits rentrent donc dans ceux que
nous allons avoir à étudier : c'est une intervention chirurgicale plus ou moins importante
qu'ils peuvent indiquer.

1. Callender, in Brentano, th. de Berlin, 1890, p. 6.

2. Sengensse, *Considérations sur un cas de corps étranger du cœur chez un enfant de 3 ans*, (*Annales de la polycl. de Bordeaux*, 1er septembre 1894, p. 249).

3. Turner, *Remarks on wounds of the heart.*, (*British. medic. journ.*, London, 14 nov. 1896, vol. II, p. 140).

VI. — Ponction du péricarde en cas d'hémopéricarde

Nous connaissons les divers manuels opératoires de la ponction du péricarde[1]. Nous y revenons pour rappeler qu'en cas d'hématome du péricarde, le procédé le meilleur est celui qui permet d'aller le plus vite.

La ponction, en effet, est généralement indiquée par l'angoisse du malade, sa tendance à la syncope ; on attribue celle-ci à la compression du cœur, et on cherche à vider le péricarde du sang qu'il contient. Peu importe, en pareil cas, que le trocart traverse le cul-de-sac pleural ; c'est un point qui a d'autant moins d'intérêt que le contenu du péricarde n'est pas alors septique et l'on n'a pas à craindre l'infection de la plèvre.

Les indications de la paracentèse seraient fréquentes, si l'on en croit les conseils donnés par les auteurs ; elles le seraient beaucoup moins, si l'on s'en tient aux observations.

Nous ne voyons, en réalité, que deux cas où cette intervention puisse être indiquée. D'une part, alors qu'on a fermé la plaie extérieure et que peu après le péricarde se remplit et comprime le cœur ; mieux vaut peut-être faire une ponction que rouvrir la plaie fermée et pansée.

La ponction est indiquée, d'autre part, dans les cas où la plaie extérieure est insuffisante ou nulle, l'épanchement du péricarde nécessitant, toutefois, une intervention.

1. Voyez pages 71-96.

Dans les plaies pénétrantes du cœur, sans rupture du péricarde, Deschamps[1] conseille toujours d'avoir recours à la paracentèse.

VII. — Interventions sur le péricarde.

La péricardotomie peut être faite dans deux conditions très différentes ; tout de suite après l'accident, elle a pour but de décomprimer le cœur, drainer le péricarde, enlever les corps étrangers, constater le siège de la blessure, faire la suture si la chose est possible.

Plus tard, l'incision du péricarde peut être envisagée comme traitement d'une péricardite : la péricardotomie paraît alors indiquée si l'on a lieu de penser que le péricarde contient du pus.

Telle était déjà l'opinion de Santi[2] et les résultats malheureux de Riedel[3] et Körte[4] peuvent seulement faire regretter que l'intervention n'ait pas été plus précoce.

Si nous n'insistons pas sur le manuel opératoire de l'incision en pareil cas, ni sur les avantages qu'elle présente par rapport à la ponction, c'est que déjà nous avons traité cette question à propos de la péricardotomie en général.

Bornons-nous à étudier la péricardotomie faite immédiatement après l'accident ; celle-ci

1. Deschamps, *Loc. cit.*, Paris, 1892.
2. Santi, *Contrib. à l'étude des plaies du cœur par armes à feu*, (*Arch. de méd. milit.*, Paris, 1884; t. III, p. 489).
3. Riedel, *26ᵉ congrès de la Soc. chir. allem.*, avril 1897
4. Körte, *Idem.*

peut être large de prime abord, mais elle peut
ne consister qu'en un simple débridement de la
plaie, ce qui nous conduit à parler de l'exploration de celle-ci.

Exploration du trajet de la plaie.

L'idée d'explorer la plaie, de la nettoyer, d'en
retirer les corps étrangers, est fort ancienne.
Depuis longtemps même on avait proposé de
débrider la plaie extérieure pour faciliter la
chose et Diemerbroeck en avait donné l'exemple,
mais n'avait obtenu qu'un insuccès.

Ce débridement était cependant un premier
pas fait vers la péricardotomie et rendait moins
aveugle une exploration dont les résultats nous
semblent pouvoir être funestes si elle est faite
par la plaie sans modifier celle-ci.

Quel renseignement utile peut, en effet,
donner une sonde engagée dans un étroit conduit? Le résultat le plus clair qu'on en puisse
attendre, est le détachement d'un caillot obtu-
rateur, d'un bouchon musculaire, comme dans
le cas de Robbins[1], et la reproduction de l'hémorragie.

On ne peut en aucune façon songer à asep-
tiser et modifier heureusement le trajet lui-
même; quant aux corps étrangers autres que les
aiguilles, tout au plus pourrait-on demander à
l'exploration l'indication de leur présence ; vou-
loir les retirer sans plus large ouverture, serait

1. Robbins, *New-York Med. Record*, novemb. 1880, t. XVIII,
p. 599.

faire courir au malade un danger immédiat ; les observations sont nombreuses, de projectiles bouchant la perforation pour plus tard s'enkyster et aider à la guérison. Si l'on veut alors retirer le corps étranger, il faut être dans la possibilité immédiate de fermer chirurgicalement l'orifice qu'on vient de rouvrir ; c'est donc la large incision qui seule permet de se conduire ainsi en pratiquant la suture du cœur.

Si l'on ne veut pas tenter celle-ci, mieux vaut peut-être, imiter la conduite de P. Tillaux, qui ayant toute facilité pour retirer une longue tige de fer, préféra la laisser en place dans la crainte de déterminer une nouvelle hémorragie. La suite parut lui donner raison : son malade guérit de l'accident et l'autopsie faite un an après permit de constater que l'extraction du corps étranger aurait eu grande chance d'entraîner la mort [1].

Nous conseillerons donc de ne jamais insister sur l'exploration d'une plaie qui a chance d'intéresser le cœur et nous restreindrons cette exploration aux deux cas suivants : 1° la plaie est assez large pour permettre l'introduction du doigt ; 2° elle est assez large pour qu'un stylet pénètre sans effort, sans frottement et en suivant une direction rectiligne.

Dans le premier cas, la perte de substance peutêtre telle que non seulement on sente, mais qu'on voie le cœur, comme dans un cas de Kœrte [2], Même quand on ne le voit pas, le doigt a pu par-

1. Laforgue, *Loc. cit.*, p. 74.
2. Kœrte, *26ᵉ Congr. allem. de chirur.*, 1897.

fois en sentir les pulsations et sans assombrir le pronostic, préciser de suite le diagnostic.

De même, dans la deuxième hypothèse, le stylet pénétrant très facilement a pu comme dans un cas de Rehn indiquer la direction de la plaie et sa profondeur. Peut-être, comme le disent Reifer et Rieder, le stylet pourra-t-il, en pareil cas, renseigner par les mouvements dont il est animé : mouvements d'oscillation verticale isochrones à la respiration, mouvements de rotation et enfin mouvements d'impulsion isochrones au pouls.

On peut certes profiter de pareils renseignements si le stylet entre sans aucun effort ; mais à partir du moment où l'on cherche le trajet, où l'on appuie sur l'instrument si peu que ce soit, où l'on risque en somme de déplacer un caillot, on commet, croyons-nous, une imprudence : il est préférable de chercher à être fixé sur le diagnostic par une intervention plus large, moins aveugle, susceptible d'être le premier temps de l'intervention sur le péricarde ou le cœur.

Indications de la péricardotomie.

La péricardotomie a été employée dans des buts très différents ; c'est ainsi que Rose y voit surtout la possibilité d'éviter la compression du cœur. Il y attache toutefois une importance capitale et considère qu'en sauvant le malade d'une mort immédiate elle joue un rôle analogue à celui de la trachéotomie.

Pour certains chirurgiens, comme Rehn et

Parrozzani, la péricardotomie n'a été que le premier temps d'une intervention sur le cœur.

D'autres se sont bornés à nettoyer le péricarde encombré de caillots, à suturer les artères sectionnées, à constater que le cœur n'était pas lésé, à drainer la séreuse. Tels sont deux cas de E. Tassi[1] suivis de guérison; un cas de Paolo Ferraresi[2], dont le malade guérit avec une symphyse cardiaque, un autre cas de Luigi Sironi[3] qui fut suivi d'insuccès. Rieder[4] citait dernièrement un heureux résultat.

Depuis peu, différents travaux étrangers nous ont indiqué certaines interventions sur le péricarde, dont nous n'avions pas connaissance jusqu'alors.

Peut-être est-ce John Bell[5] qui, le premier, a pratiqué une péricardotomie à la suite d'un traumatisme; il aurait enlevé un corps étranger du péricarde, nettoyé et drainé celui-ci.

Williams[6] faisait dernièrement connaître un fait personnel remontant déjà à plusieurs années : il s'agissait d'un jeune homme ayant reçu un coup de poignard au niveau du 5e cartilage gauche, à 2 centimètres en dehors du sternum. On explora la plaie : elle avait un pouce de pro-

1. E. Tassi, *Bulletino della Acad. medica di Roma*, An. XXII, 1896-1897, fasc. 1, p. 17.

2. Paolo Ferraresi, in Tassi, p. 18.

3. Luigi Sironi, *Bulletino della Acad. medica di Roma*, An. XXII, 1896-97, fasc. 1, p. 18.

4. Rieder, *26e congr. de la Soc. allem. de chir.*, avril 1897.

5. John Bell, in George Foy, *The successfull treatement of a wound of the heart*, (*The Lancet*, London, 1897, t. I, p. 1436).

6. Williams, *Blessure du cœur, suture du péricarde, guérison*, (*New-York medical Record*, 27 mars 1897).

fondeur et on en conclut qu'elle n'était pas pénétrante ; mais, la nuit suivante, apparaissaient de
la douleur, une toux opiniâtre, de l'angoisse et
une hémorragie, que l'on attribua à la blessure de
la mammaire interne. La plaie fut alors agran-
die ; le 5ᵉ cartilage costal réséqué et laissé adhérent aux parties molles ; la mammaire interne

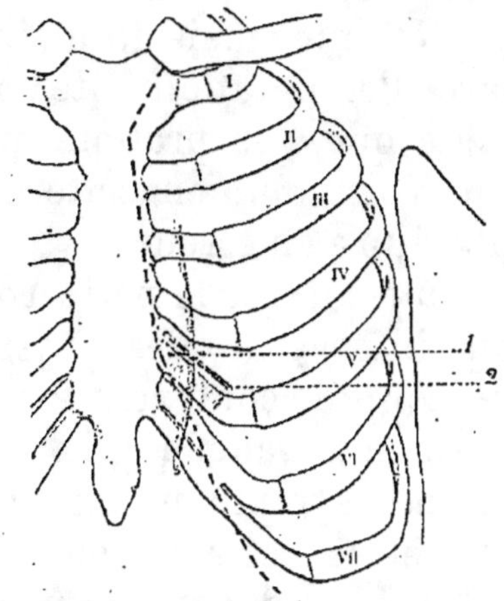

Fig. 70. — Péricardotomie exploratrice pour plaie du cœur (Williams).

1, coup de poignard à 2 centimètres en dehors du sternum ayant fait
au péricarde une plaie de 3 centimètres, au cœur une plaie siégeant à
1 cent. 1/4 en dehors de l'artère coronaire ; 2, incision ayant permis
de réséquer temporairement le cartilage de la 5ᵉ côte, de lier l'artère
mammaire, de suturer le péricarde sans toucher au cœur.

fut liée (fig. 70). On aperçut sur le péricarde une
ouverture de 3 centimètres, et entre les lèvres de
cette plaie péricardique, on voyait le cœur présentant lui aussi une plaie de 2 à 3 millimètres,
située à 1 cent. 1/4 en dehors de l'artère coronaire
droite. Ni le péricarde ni le cœur ne saignaient,
aussi jugea-t-on inutile de suturer le cœur ; le
péricarde fut refermé au catgut : température

de 39 degrés pendant sept jours, signes de pleurésie; une pleurotomie, pratiquée dans le 7ᵉ espace intercostal, permit d'évacuer un liquide séro-sanguinolent. La guérison fut complète au bout de 28 jours, et le malade, revu trois ans après, se trouvait en bonne santé.

Cette observation constitue bien plus une suture du péricarde, ouvert par un traumatisme, qu'une péricardotomie; mais du moins, permet-elle de comparer l'exploration faite par une large incision et celle que l'on pratique par la plaie elle-même; on voit combien cette dernière est susceptible d'induire en erreur.

C'est aussi pour suturer le péricarde que nous voyons Dalton [1] intervenir chez un jeune homme ayant reçu un coup de couteau à 2 cent. 1/2 au-dessus du mamelon gauche. Dix jours après, apparaissaient des symptômes graves; on réséquait 13 centimètres de la 4ᵉ côte. La plaie fut incisée et débarrassée de caillots nombreux : on aperçoit alors une plaie de 5 centimètres sur le péricarde; la suture en est difficile, tant à cause de la profondeur de la plaie que des mouvements du cœur. La guérison suivit.

C'est encore dix jours après l'accident qu'intervint Riedel [2], mais sans succès. Son malade avait reçu cinq balles de revolver à gauche du sternum; au dixième jour, les symptômes locaux et généraux sont si graves qu'on se décide à

---

1. Dalton, *Un cas de plaie du péricarde suivi de guérison,* (*Annals of surgery,* Philadelphia, 1895, p. 147).

2. Riedel, *26ᵉ congr. de la Soc. allem. de chir.,* Berlin, avril 1897.

intervenir. Le péricarde fut assez largement
découvert pour qu'on pût y reconnaître une plaie
en voie de cicatrisation; d'autre part, on sentait
une balle dans le cul-de-sac antérieur du péricarde, à travers celui-ci. La séreuse ouverte
laissa s'écouler un liquide séro-sanguinolent;
l'épaisseur du péricarde était telle qu'à plusieurs reprises l'opérateur crut avoir pénétré
dans le cœur; celui-ci, une fois la séreuse ouverte, se mit, dit l'auteur, à battre si follement
que le liquide péricardique se serait changé en
écume et que, de ce fait, l'opération serait devenue impossible à poursuivre. On se contenta
de tamponner la plaie sans retirer la balle, qu'on
trouva à l'autopsie, le malade étant mort le lendemain de l'opération.

Le cas de Mansell-Moullin[1] est tout particulièrement intéressant, en ce que ce chirurgien pratiqua une péricardotomie sans que le malade
fût porteur d'une plaie pouvant faciliter le diagnostic, et inviter à l'intervention. Il s'agissait
d'un jeune homme qui, pendant une partie de
foot-ball, reçut un violent coup de pied sur la
poitrine. Le chirurgien jugea les symptômes
présentés par le malade assez graves pour réséquer le 5e cartilage costal, et inciser le péricarde.
Celui-ci était rempli de sang; il fut drainé, le malade guérit et put à nouveau jouer au foot-ball.

Tout dernièrement, Podrez[2] de Kharkoff,
publiait une observation de péricardotomie

1. Mansell-Moullin, *A case of Hœmopericardium.* (*Clinical
society of London*, in *The Lancet*, Lond., 1897, vol. I, p. 314).
2. Podrez, *Vratch*, Saint-Pétersbourg, 1898, n° 26, p. 749-758.

exploratrice pour plaie cardiaque qui montre combien le cœur peut se montrer tolérant et comment il peut supporter sans accidents des explorations minutieuses et prolongées.

Il s'agissait d'une fillette de seize ans s'étant accidentellement tiré un coup de revolver dans la région thoracique : syncope prolongée aussitôt après l'accident; admission à l'hôpital deux heures après, dans un état grave. Le pouls se sent à peine, la respiration est difficile, la peau froide et couverte de sueur.

L'orifice d'entrée de la balle est au niveau de la cinquième articulation chondro-costale; le trajet semble oblique en haut et à gauche : l'exploration de ce trajet laisse sortir par la plaie extérieure une cuillerée environ de liquide sanguinolent. Les symptômes s'atténuent pour reparaître.

Bientôt surviennent tous les signes d'un épanchement intrapéricardique : la sonde cannelée pénètre dans le péricarde, prend contact avec le cœur dont elle apprécie les pulsations, et par la gouttière de cette sonde sort un liquide jaunâtre.

Quatre jours après l'accident, la fièvre apparaît avec une série de symptômes permettant de croire que le contenu du péricarde est infecté.

La péricardotomie est alors faite assez largement pour qu'on puisse voir le ventricule droit, une partie du ventricule gauche (au moment surtout de la rotation cardiaque). En écartant les lèvres de la plaie, on aperçoit les oreillettes et l'origine des gros vaisseaux ; le contenu du péricarde est évacué : celui-ci lavé avec de l'acide borique ; le cœur dépouillé d'une couche blanchâtre fibrino-purulente. On constate alors sur le ventricule droit, à 3 centimètres de la pointe, à 2 centimètres de la cloison ventriculaire, une fente longitudinale de 1 centimètre de longueur, parallèle au grand axe du cœur. Cette plaie cardiaque semble fermée plus encore par les contractions du muscle cardiaque que par un processus de cicatrisation. Podrez introduit dans cette plaie une aiguille avec laquelle il cherche le corps étranger non seulement dans la paroi antérieure, mais encore dans sa cavité et sa paroi postérieure.

Son projet, au cas où il eût senti la balle, était de passer deux fils sous la plaie, perpendiculairement à elle : il eut ensuite agrandi la plaie cardiaque pour retirer la balle et eût arrêté l'hémorragie en serrant les deux fils placés d'avance. Mais l'aiguille ne permit de reconnaître aucun corps étranger.

Alors le cœur fut pris entre les deux mains, la main gauche placée en arrière, la droite en avant : on pratiqua une palpation énergique pour essayer de sentir la résistance de la balle : mais cette exploration resta, elle aussi, négative.

Le cœur ainsi comprimé, attiré en avant, tellement que la pointe sortait du thorax, ne cessa à aucun moment de se contracter : seulement les contractions rythmiques étaient remplacées par un mouvement ondulatoire : ce ne fut que plusieurs jours après que se montrèrent certains symptômes (œdème des jambes, œdème pulmo-

naire) ayant fait penser à une insuffisance cardiaque : ces signes réapparurent à plusieurs
reprises, mais cédèrent toujours au traitement
avec la digitale.

La plaie cardiaque ne saignant pas, on jugea
inutile de la suturer. Mais comme la séreuse con-
tinuait à sécréter du pus, chaque jour on en faisait
un lavage, puis on la bourrait de gaze antisep-
tique et ce ne fut qu'au bout de huit jours que
la gaze fut remplacée par un drain.

L'auteur nous dit que la malade guérit dans
de bonnes conditions (fig. 71).

Cette observation nous donne un intéressant
exemple de la tolérance du cœur : elle nous
montre d'autre part la difficulté de déterminer la
présence d'un corps étranger et enfin les avantages qu'il peut y avoir à pratiquer la *radiographie*.

Chez cette malade, en effet, la radiographie pratiquée d'arrière en avant permit de déterminer
une tache sombre de la grandeur d'une pièce de
50 centimes, siégeant sur le bord supérieur de
la cinquième côte, à une distance de 2 cent. 1/2
du bord gauche du sternum, région correspondant bien à la partie du ventricule droit où l'on
avait constaté la cicatrice.

La radiographie pratiquée d'avant en arrière
déterminait aussi une tache mais moins nette et
plus grande, le corps étranger se trouvant plus
près de la paroi antérieure que de la paroi postérieure du thorax (fig. 72 et 73).

L'auteur arrive ainsi à conclure de son exploration directe et des renseignements fournis par

la radioscopie, que la balle doit se trouver soit
dans la paroi postérieure du cœur, soit dans la

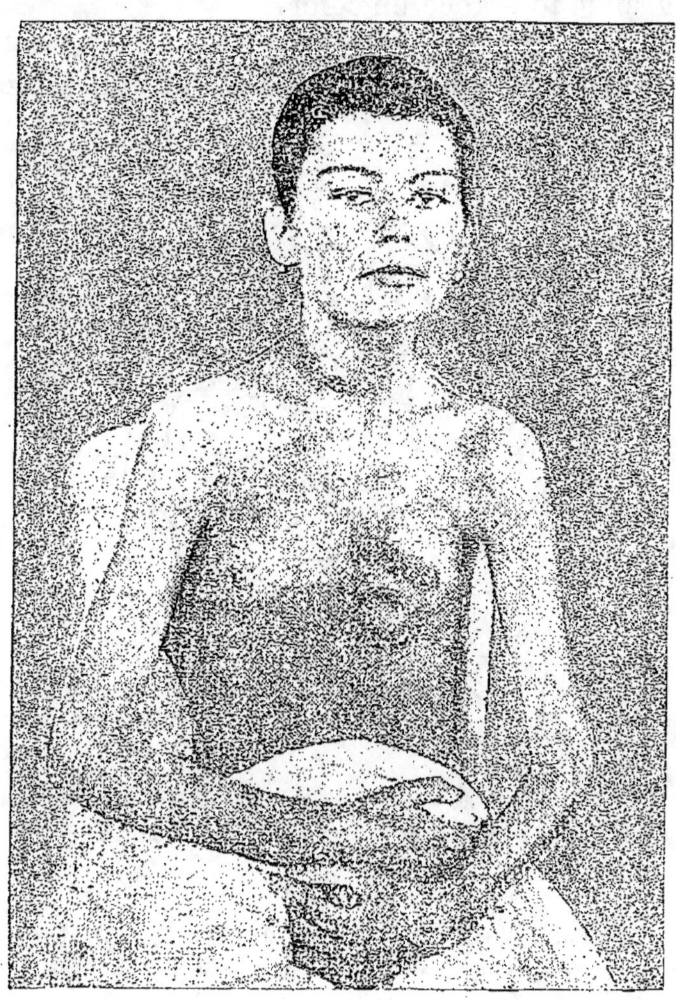

FIG. 71. — Cicatrice de la péricardotomie exploratrice (Podrez).

cavité cardiaque. Sans discuter ce que cette affir-
mation peut avoir de justifié, ne considérons l'in-

11.

tervention pratiquée que comme une exploration restée infructueuse, mais ayant mis en lumière la grande tolérance du cœur.

D'une façon générale, on peut dire que la péricardotomie doit avoir d'abord un rôle explo-

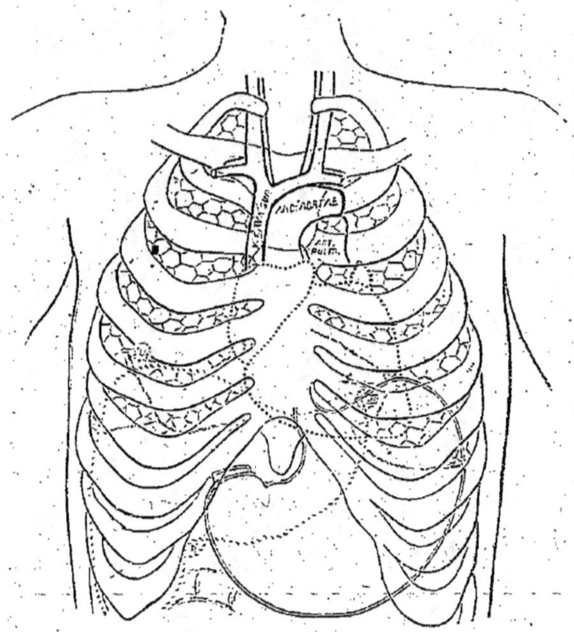

Fig. 72. — Radiographie thoracique.
A, balle ayant pénétré dans le cœur au niveau du ventricule droit (Podrez).

rateur et, suivant ce qu'elle permet de constater, l'intervention se porte sur le cœur ou se localise sur la séreuse.

Quant à la fréquence des cas où l'opération est indiquée, elle serait grande si l'on s'en rapportait aux statistiques, comme celles fournies par E. Tassi.

Celui-ci, en effet, considère que dans les cas où l'on n'intervient pas, la mortalité est de 99 p. 100 en cas de plaie du cœur, et de 83 p. 100 en cas de plaie du péricarde. Ce sont là des

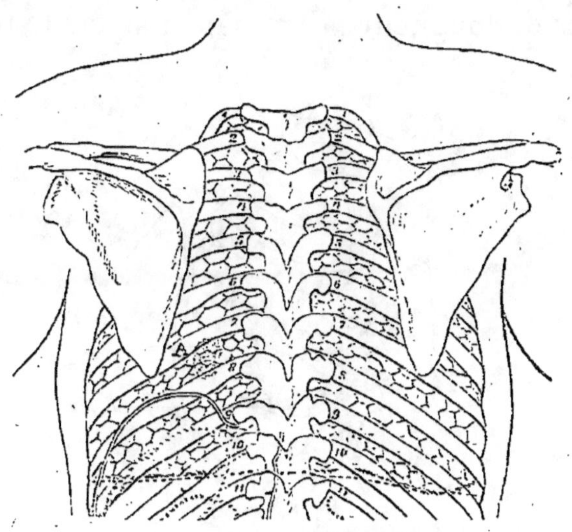

Fig. 73. — Radiographie thoracique.
Le thorax vu par sa face postérieure (Podrez).
A, ombre de la balle.

chiffres qui se trouvent en désaccord avec toutes les statistiques que nous avons déjà étudiées.

Manuel opératoire.

L'incision ayant pour but d'explorer la séreuse et le cœur, doit être faite plus largement qu'au cas de péricardite purulente, alors qu'on a le drainage pour seul but.

Dans le cas que E. Tassi[1] présentait à l'Aca-

1. E. Tassi, *Loc. cit.*

démie de Rome, il s'agissait d'un ouvrier qui, dans la région thoracique gauche, avait reçu un coup de couteau au-dessus de la 6e côte.

Sur le malade endormi au chloroforme, on pratiqua une incision courbe de 15 centimètres de longueur permettant une facile résec-

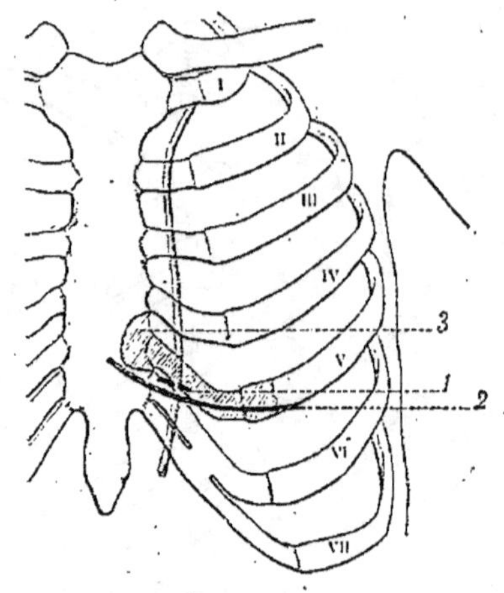

Fig. 74. — Péricardotomie exploratrice en cas de plaie du cœur (E. Tassi).

1, plaie du couteau dans le 5e espace; section de l'artère mammaire; blessure du péricarde de 1 cent. 1/2 de longueur; 2, incision cutanée de 15 centimètres de longueur; 3, résection du 5e cartilage costal gauche, d'une portion de la 5e côte, et du bord sternal correspondant.

tion du cartilage de la 5e côte, d'une partie de celle-ci et d'une portion correspondante du sternum (fig. 74).

Cette brèche suffit pour permettre de constater qu'il existait une blessure du péricarde large de 1 cent. 1/2, ayant intéressé l'artère mammaire, qui fut pincée et liée.

On enleva les caillots qui remplissaient le péricarde, après avoir incisé celui-ci sur une longueur de 5 centimètres. Le cœur n'était pas lésé ; le péricarde fut refermé. L'opération n'avait duré que trente-sept minutes. La guérison suivit, on constata seulement que la pointe du cœur battait en dedans du mamelon, ce qui était peut-être dû à quelques adhérences du péricarde.

Nous citons ce cas à propos du manuel opératoire, parce que l'auteur a cru nécessaire de pratiquer la résection partielle du sternum ; celle-ci doit, à coup sûr, rendre beaucoup plus facile l'exploration du péricarde et du cœur si cela est nécessaire. Toutefois, cette résection n'a pas été pratiquée par les autres chirurgiens dont nous avons réuni les observations.

Tous d'ailleurs, sauf une exception, se sont servis de la plaie traumatique pour guider leur intervention chirurgicale.

Le manuel opératoire sera donc modifié dans chaque cas par le siège du traumatisme, d'autant qu'en intervenant on peut ne pas être certain encore qu'il s'agit bien d'une plaie pénétrante du péricarde ; il est donc, par cela même, prudent de faire en sorte que le trajet de la plaie reste dans le champ opératoire afin de le suivre couche par couche et de voir où il mène.

Il n'y a pas lieu, d'autre part, de choisir une voie laissant espérer que la plèvre ne sera pas intéressée ; elle l'est déjà par le traumatisme ; car nous avons vu, à propos de l'anatomie de la région, que le plus souvent la plaie du péricarde, faite à droite ou à gauche du sternum, intéressait la plèvre. Cliniquement, nous constalons que presque toutes les observations insistent sur l'existence d'un hémothorax ; la tendance que celui-ci a eue à suppurer dans bien des cas, dit assez l'importance qu'il peut y avoir à nettoyer la plaie, puis à l'isoler.

Mais supposons maintenant qu'il n'existe pas de plaie extérieure. Quel sera le manuel opératoire le plus avantageux pour ouvrir le péricarde, l'explorer et le vider du sang qu'il peut contenir ? Tel est le cas de Mansell-Moullin, et nous avons vu que le chirurgien choisit le 5e cartilage pour le réséquer.

En pareille circonstance, une partie des remarques que nous avons eu l'occasion de faire à propos de la péricardotomie pour péricardites, subsistent. Toutefois, il ne s'agit plus seulement d'ouvrir le péricarde au point déclive, il faut surtout l'ouvrir largement de façon à explorer son contenu, car nous avons envisagé seulement jusqu'ici, les cas où le péricarde seul était blessé, le cœur étant sain ou ne saignant plus.

Nous allons maintenant étudier ceux où l'exploration fait reconnaître une blessure du cœur donnant du sang ; tout l'intérêt chirurgical se porte alors de ce côté.

VIII. — Sutures du cœur.

« Il n'y a rien à faire contre une plaie du cœur, dit Riedenger ; la proposition de la suture ne mérite pas une mention. »

Kœnig, cependant, avait conseillé de tenter la

suture cardiaque en cas où aucun autre moyen
ne paraîtrait susceptible de sauver le malade.

Dès 1892, A. Poncet avait manifesté l'intention
d'intervenir directement en cas de plaie cardiaque.

Les expériences de Bloch et plusieurs autres
laissaient entrevoir la possibilité de l'intervention directe sur le cœur, et en particulier de la
suture.

Rehn avait repris ces expériences et constaté,
d'autre part, que les grandes plaies du cœur
n'avaient pas de tendance à se fermer seules ; il
pensait donc qu'il pouvait y avoir avantage à en
tenter la suture.

La première tentative de ce genre ne paraît
pas due à Rehn, comme le dit l'auteur d'une
thèse récente[1], mais à Farina[2], dont le malade
mourut, au bout de quelques jours, d'une pneumonie.

A peu près en même temps que Farina, Cappelen[3] tenta une intervention analogue dont le
résultat ne fut pas plus heureux.

Il s'agissait d'un jeune homme blessé d'un
coup de couteau dans le 4e espace intercostal ;
il rentre chez lui, est pris d'une syncope ; on le
transporte aussitôt à l'hôpital. On constate alors
que la moitié gauche du thorax reste immobi-
lisée pendant la respiration ; les bruits cardiaques sont faibles et lointains. Le malade en-

1. Lennertz, Thèse de Paris, 1897, p. 34.
2. Farina, in Tassi, *Loc. cit.*, p. 19.
3. Cappelen, *Plaie du cœur traitée par la suture*, (*Norsk.
mag. for. Laege videnskaben*, Christiania, mars 1896).

dormi, on résèque d'abord la 4ᵉ côte et l'on trouve la plèvre distendue par 1.400 centimètres cubes de sang en partie coagulé, en partie liquide, comprimant le poumon. Le sang étant évacué, le poumon se dilate à nouveau; mais l'hémorragie persiste et l'on constate que le

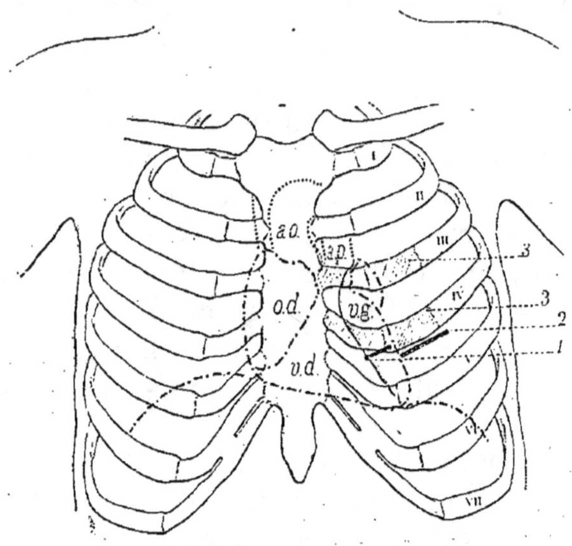

Fig. 75. — Suture de plaie du cœur (Cappelen).
1, plaie du cœur portant sur le ventricule gauche et l'artère coronaire; 2, plaie cutanée correspondant à la plaie du cœur; 3, résection des 3ᵉ et 4ᵉ côtes.

sang vient du péricarde et entre dans la plèvre. La 3ᵉ côte est alors réséquée et l'on peut voir que le péricarde est, lui aussi, rempli de sang; celui-ci vient d'une plaie d'environ 2 centimètres de longueur, située sur le ventricule gauche. On suture la plaie, on lie la coronaire gauche; l'hémorragie s'arrête (fig. 75). L'opération est rendue difficile par le mouvement du cœur.

Après l'opération, le pouls est filiforme ; il remonte sous l'influence d'une injection de 600 centimètres cubes de sérum artificiel. Cependant, les forces du malade diminuent à nouveau et il meurt trois jours après l'opération.

L'autopsie permet de constater que la plaie était en voie de cicatrisation, mais que le péricarde était recouvert d'un enduit pultacé contenant des bactéries.

C'est là un cas complexe ; le péricarde a été infecté sans qu'il soit possible de dire à quel moment. Néanmoins, l'opération elle-même a pu être exécutée malgré les difficultés nombreuses : elle reste intéressante malgré l'insuccès final.

Rehn[1] lui, obtint un succès ; son malade venait d'être réformé du service militaire pour des crises de tachycardie. Quelques jours plus tard, il recevait un coup de couteau au bord gauche du sternum, tombait, restait sans connaissance trois heures durant ; son état était meilleur le lendemain matin, mais mauvais le soir du même jour.

Le matité de la région précordiale s'étendait à droite jusqu'à la ligne médiane, à gauche jusqu'à la ligne mammaire, en haut au bord inférieur de la 4e côte. Cette matité était encore plus accentuée les jours suivants, et l'état général allant en empirant on se décida à une intervention.

---

1. Rehn, *Cong. de la Soc. allem. de chirurg.*, Berlin, 22 avril 1897, et *Arch. für klinische Chirurgie*, Berlin, 1897, t. LV, fasc. 2, p. 315-329.

Rehn pratiqua une incision de 14 centimètres de longueur dans le 4e espace intercostal gauche. La 5e côte est réséquée depuis la ligne mammaire jusqu'à son insertion sur le sternum (fig. 76).

Du sang noirâtre sort de la plèvre. L'artère mammaire n'est pas blessée. On ouvre large-

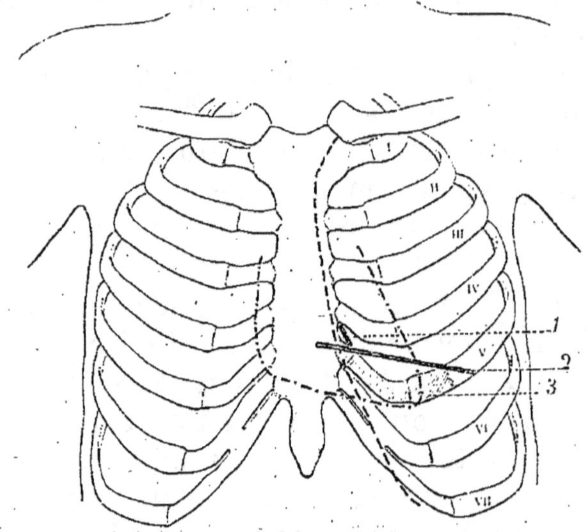

Fig. 76. — Suture d'une plaie du ventricule droit (Rehn).
1, plaie sur le bord sternal ; 2, incision chirurgicale de 14 centimètres de long ; 3, résection de la 5e côte depuis la ligne mammaire jusqu'à son insertion sternale.

ment la plèvre, il en sort une grande quantité de sang, l'air y pénètre ; l'anesthésie est interrompue.

Sur le péricarde, on voit alors une petite piqûre par laquelle du sang noir continue à s'écouler. Le péricarde est incisé : sur les lèvres de l'incision, on place des pinces grâce auxquelles on peut attirer le péricarde et rapprocher le cœur de la plaie superficielle; malgré le sang qui bouillonne, malgré les caillots, on constate pendant la diastole une plaie longue environ de 1 cent. 1/2, siégeant sur le ventricule droit. Par la plaie s'échappe du sang à chaque diastole; le doigt placé sur la plaie

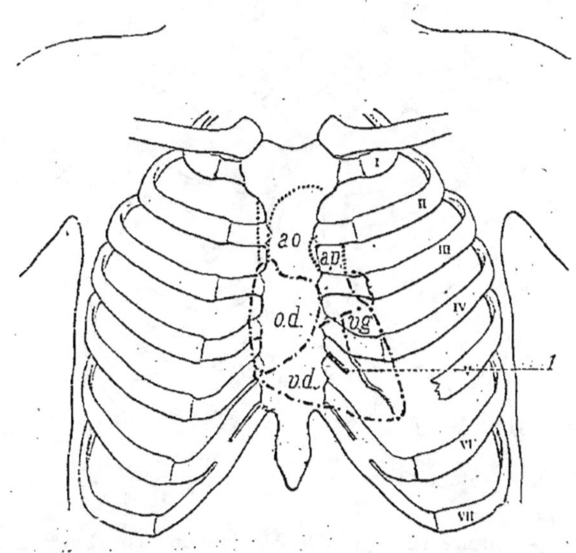

Fig. 77. — Suture d'une plaie du ventricule droit (Rehn). La brèche thoracique découvre la plaie (1) siégeant sur le ventricule droit et longue de 1 cent. 1/2.

arrête l'hémorragie sans modifier les mouvements du cœur (fig. 77).

La suture fut faite avec des fils de soie et une aiguille intestinale. Au début de la diastole, l'aiguille était introduite au niveau de l'extrémité gauche de la plaie. La diastole semblait de ce fait se prolonger. Le fil était passé dans la diastole suivante. La première suture facilite beau-

coup les suivantes; l'hémorragie cessa après que
le 3e fil fut posé.

Drainage de la plèvre et du péricarde avec de
la gaze iodoformée; les suites furent excellentes
en ce qui est du péricarde; mais la guérison fut

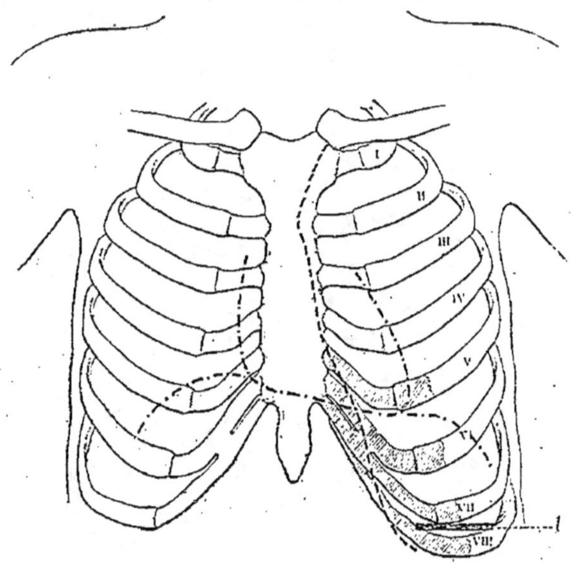

Fig. 78. — Suture d'une plaie de la pointe du cœur (Parrozzani).

1, plaie cutanée (7e espace); section des 5e, 6e, 7e et 8e côtes dont les
fragments antérieurs sont laissés dans le lambeau musculo-cutané.

retardée par la suppuration de l'hématome pleural (fig. 76 et 77).

Tel est le cas de Rehn; nous allons voir, en
rappelant celui de Parrozzani[1], combien peut différer le manuel opératoire.

Il s'agissait, dans ce dernier cas, d'un porte-
faix ayant reçu un coup de poignard au niveau

1. Parrozzani, in Tassi, *Loc. cit.* et anal. in *Sem. médic.*,
12 mai 1897, n° 23, p. xc.

de la ligne mamelonnaire gauche, près du 7ᵉ espace intercostal. Le malade fut apporté à l'hôpital dans un état très grave ; on ne sentait plus les battements du cœur, la respiration était pénible et stertoreuse.

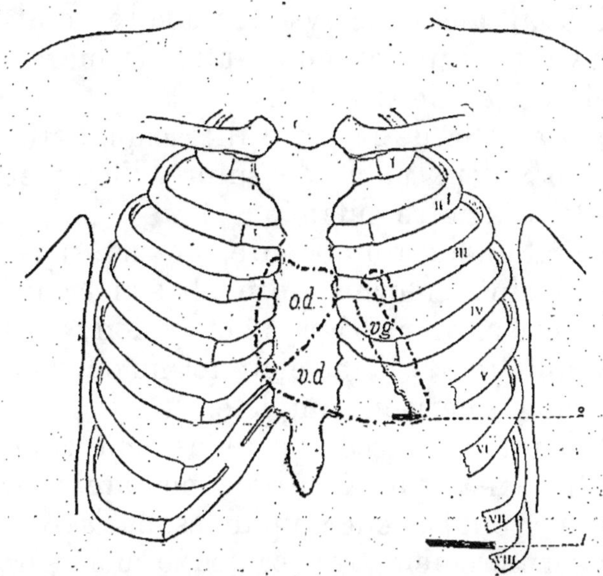

FIG. 79. — Suture d'une plaie de la pointe du cœur (Parrozzani).
1, plaie extérieure ; 2, plaie cardiaque de 2 centimètres de longueur et que permet de découvrir la résection temporaire des côtes et cartilages costaux.

Parrozzani tailla, au niveau du 5ᵉ espace gauche, un grand lambeau en forme d'L, il sectionna les 5ᵉ, 6ᵉ, 7ᵉ et 8ᵉ côtes et ouvrit la plèvre dont la cavité était remplie de sang et de caillots.

L'opérateur souleva le large lambeau musculocutané dans lequel il avait laissé les cartilages costaux et le confia à un aide (fig. 78).

C'est alors qu'il put constater qu'au niveau de la pointe du cœur le péricarde était ouvert et qu'il s'en échappait des flots de sang.

Le péricarde fut incisé sur une longueur de 6 centimètres environ. Près de la pointe, le cœur présentait une blessure de 2 centimètres, le sang en jaillissait à chaque systole ; quatre points de suture y furent placés, cinq autres fermèrent la plaie du péricarde (fig. 79).

Quant à celle de la paroi thoracique, elle fut fermée par deux plans de suture, l'un pleuro-musculaire, l'autre cutané.

L'opération dura une heure et quart, sans que le malade fût endormi. Le pouls était sensiblement relevé une heure après l'opération ; au bout de dix-huit jours, l'état était tel qu'on pouvait espérer une guérison complète.

Tels sont les succès qui nous sont connus ; peut-être existe-t-il un certain nombre d'insuccès qui ne sont pas encore publiés. S. Tassi[1] rappelait dernièrement trois cas où la mort survint plus ou moins rapidement ; ce sont ceux de Capello, de Guido Farina, de Nicolaï.

Dans le cas de Guido Farina, il s'agissait d'une blessure du péricarde et d'une blessure pénétrante du ventricule droit ; six points de suture furent placés sur le péricarde, après qu'on en eut mis deux sur le myocarde : le malade mourut huit jours après d'anémie.

Les cas d'intervention directe sur le cœur, qu'il s'agisse de suture du myocarde ou de liga-

---

1. S. Tassi, *Loc. cit.*

ture des vaisseaux[1], sont trop rares encore pour qu'on puisse avoir la prétention d'en tracer le manuel opératoire définitif. Nous avons préféré, dans les cas qui nous ont paru les plus intéressants, indiquer les conditions dans lesquelles est intervenu le chirurgien, le procédé qu'il a suivi et le résultat qu'il a obtenu.

Toutefois, certaines règles générales peuvent-elles être tirées de ces interventions diverses?

La forme de l'incision cutanée, ainsi que son siège, dépendront en grande partie de la plaie extérieure. Celle-ci a été utilisée par la plupart des chirurgiens qui ont suivi, pour arriver jusqu'au cœur, une voie analogue à celle de l'agent vulnérant. Il peut en être autrement dans deux cas spéciaux : d'abord pour les plaies du cœur dues à un agent vulnérant qui pénètre dans le thorax par sa paroi postérieure ou sa paroi latérale ; ce sera surtout le fait des plaies par armes à feu ; l'orifice d'entrée de la balle dans le thorax peut n'avoir aucun rapport avec la région qu'on choisira pour intervenir sur le cœur. Le cas peut se présenter, alors même qu'il s'agit d'une plaie par arme blanche (Cappelen).

D'autre part, il peut ne pas exister de plaie extérieure ; tel le fait de Mansell-Moullin ; il est vrai que celui-ci n'eut pas à faire la suture du cœur.

La forme et l'étendue de l'incision cutanée

---

1. Zœge von Manteuffel, *Blessure de l'artère et de la veine coronaires droites; suture; guérison*, (Saint-Pétersburg. medicin. Wochensch.*, 1892, n. F. IX, p. 91).

dépendront, avant tout, des côtes et cartilages qu'on se propose de réséquer. Pour aborder une plaie du ventricule gauche et de l'artère coronaire, Cappelen réséqua les 4e, puis 3e côtes sur une grande étendue. Parrozzani, pour suturer une plaie de la pointe du cœur, réséqua les 5e, 6e, 7e, 8e côtes et cartilages correspondants; tandis que Rehn se contenta de réséquer la 5e côte de la ligne mammaire jusqu'au sternum, pour suturer une plaie du ventricule droit. Il pense que la résection des 4e et 5e côtes et cartilages costaux doit suffire pour aborder une plaie du ventricule gauche ou droit; or, c'est là la région du cœur le plus souvent atteinte.

S'agit-il d'une plaie des oreillettes? Il serait préférable de faire porter la résection sur le 3e et le 4e cartilages [1].

La résection temporaire des côtes et des cartilages laissés dans le lambeau musculo-cutané est un procédé qui paraît aussi séduisant, alors

---

1. Pour la première fois la suture d'une plaie de l'oreillette gauche vient d'être pratiquée par Giordano avec un succès relatif. La plaie extérieure se trouvait dans le 3e espace à la partie antérieure de l'aisselle gauche. On fit deux incisions : l'une horizontale, de la plaie au bord gauche du sternum, l'autre verticale sur le bord du sternum, rejoignant la première : section des 3e et 4e côtes réclinées l'une en haut, l'autre en bas. Par une large ouverture du péricarde, apparaît une plaie de deux centimètres de longueur sur l'oreillette gauche; elle fut fermée par quatre points de suture qui ne traversaient pas tout le myocarde, mais prenaient les lèvres de la plaie du péricarde. Le malade mourut 19 jours après l'opération, d'une pleurésie purulente gauche. A l'autopsie, on constata dans l'intérieur de l'oreillette gauche la cicatrice de la plaie, (*Riforma medic.*, Naples, 9 et 10 septembre 1898, et *Semaine medic.*, Paris, 5 octobre 1898, p. 407.)

qu'il s'agit de suture du cœur, qu'il l'est peu au cas de péricardite purulente.

Comment se comporter vis-à-vis des culs-de-sac pleuraux? Nous avons dit que leur situation était telle qu'il fallait toujours s'attendre à ce qu'ils aient été intéressés par le traumatisme. Et de fait, dans toutes les observations ci-dessus, nous voyons que le chirurgien ouvre d'abord la plèvre qui contient du sang et Cappelen en trouve jusqu'à 1.400 grammes. Ce passage du sang du péricarde dans la plèvre où il se déverse est bien fait pour augmenter les difficultés du diagnostic.

En pareil cas, il ne peut être question d'employer tel ou tel procédé pour éviter ou récliner la plèvre ; elle est déjà ouverte et contient du sang ; il faut évacuer celui-ci. Mais une fois la plèvre vidée, ne doit-on pas la suturer de suite, la récliner en dehors et n'inciser le péricarde qu'après avoir isolé le cul-de-sac pleural?

Ce n'est pas là ce qu'ont fait, jusqu'ici, les divers chirurgiens ; ils ont, au contraire, incisé le péricarde à travers la plèvre largement ouverte d'abord et qui, au cours de l'opération, ne fut pas complètement refermée ; c'est à travers elle, en effet, qu'on pratiqua le drainage du péricarde.

Par la plaie du péricarde, on verra parfois celle du cœur ; tel le cas de Williams ; les autres chirurgiens agrandirent l'incision péricardique et en profitèrent pour faire la suture du cœur, ou, en tout cas, pour débarrasser la séreuse, plus aisément, du sang qu'elle contenait.

Que ferait-on, au cas où un corps étranger se trouverait encore fixé dans le cœur mis à nu par l'incision du péricarde? On aurait, semble-t-il, le droit d'être moins timide qu'au cas où le corps étranger sort par la plaie cutanée, et où on peut hésiter à le retirer. Si, en effet, le cœur est à nu et que l'extraction ouvre une plaie qui donne du sang, du moins a-t-on celle-ci sous les yeux et peut-on intervenir de suite pour la fermer.

Doit-on suturer toutes les plaies du cœur qu'on a ainsi directement reconnues ? Williams, dans le cas que nous rapportons, a jugé la chose inutile et le succès lui a donné raison ; mais, d'autre part, il semble, d'après les expériences de Bode, que certaines plaies peu importantes au début peuvent s'agrandir ; il serait préférable de les suturer alors qu'elles donnent peu de sang et ne sont ni larges, ni profondes.

Rehn, Cappelen placèrent trois points de suture, Parrozani quatre. Si la coronaire est atteinte, on n'hésitera pas à la lier ; les expériences sur les animaux ont démontré que cette ligature n'a pas la gravité qu'on lui attribuait.

Le premier point de suture paraît le plus difficile à placer. Bode conseille de conserver le fil de ce premier point de suture pour placer les autres. C'est durant la systole que Cappelen a placé chacun des fils qu'il serrait dans la systole suivante ; Rehn les a placés et serrés pendant la diastole.

Il ne paraît pas possible de donner une règle en ce qui est du drainage ; si l'opération est faite de suite au niveau d'une région aseptique, si

l'hémostase est complète, il ne semble pas qu'il y
ait aucune raison de drainer et d'augmenter de
ce fait, les chances d'adhérence. Mais, en revanche, si l'on intervient chez un malade blessé depuis plusieurs jours, ayant de la température, et
dont le péricarde paraît contenir des éléments
septiques, le drainage s'impose. Peut-être une
mèche de gaze placée avec une pince courbe et
retirée de bonne heure sera-t-elle, dans certains
cas, préférable au drain.

IX. — INTERVENTIONS SUR LE CŒUR EN DEHORS
DES PLAIES DU CŒUR.

Nous nous sommes borné à étudier les opérations conseillées ou tentées en cas de plaies de
l'organe. Peut-être, si l'on reconnaît que les interventions sur le cœur n'ont pas la haute gravité qu'on leur a attribuée jusqu'ici, peut-être,
disons-nous, la chirurgie trouvera-t-elle à intervenir en d'autres occasions.

On sait que plusieurs chirurgiens, à la suite
de syncopes chloroformiques, ont osé des mas-
sages directs sur le cœur, qui n'ont d'ailleurs, à
notre connaissance, donné encore aucun heureux résultat.

Quant aux ponctions du cœur, elles avaient
été faites sur les animaux depuis longtemps
déjà. Watson[1], Senn[2] en avaient constaté les bons

1. Watson. *An experimental study of the effects of puncture of the heart in cases of chloroform narcosis, (Journ. of
the Americ. medical Association,* 1887, n° 8, p. 637).
2. Senn, *Id.,* 1884, t. III, p. 197.

effets au niveau des oreillettes en cas de syncope et d'entrée de l'air dans les veines.

Kinloch, Dana, Fischer, Westbrook[1], Mills, Coats[2], les firent chez l'homme.

Dernièrement encore, Begouin[3] faisait une communication à la Société de biologie pour indiquer les heureux résultats qu'on est en droit d'attendre de cette opération en cas d'entrée de l'air dans les veines.

Bruhl[4] pense que la cardiocentèse est appelée à rendre des services dans la congestion pulmonaire causée par la paralysie des vaso-moteurs et la distension du cœur droit.

1. Westbrook, *New-York medic. Record*, 23 décembre 1882, p. 706.
2. Coats. *A case of puncture wound of the right auricule of the heart. Survival for nine days,* (*The Glasgow medic. Journal*, 1891, vol. I, p. 427).
3. Begouin. *Soc. de biologie*, Paris, janv. 1898, et *Archives cliniques de Bordeaux*, janv. 1898.
4. Bruhl, *Progr. médic.*, Paris, 1887, p. 458.

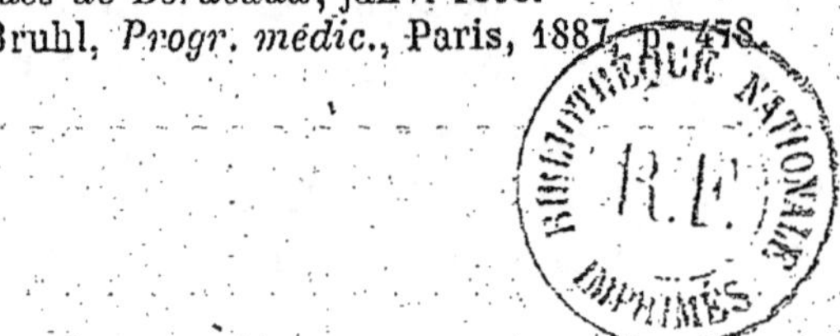

TABLE DES MATIÈRES

CHAPITRE II

PONCTION DU PÉRICARDE

CHAPITRE III

PÉRICARDOTOMIE

CHAPITRE IV

CHIRURGIE DU CŒUR

Paris. — L. MARETHEUX, imprimeur, 1, rue Cassette.